Astriel

22.–

Gegen jedes Recht

Charlene Y. Senn/
The G. Allan Roeher Institute

Gegen jedes Recht

Sexueller Mißbrauch und geistige Behinderung

Aus dem kanadischen Englisch
von Annemarie Kandler-Schürmann

Mit einem Nachwort von Jörg Fegert

Donna Vita

Der Verlag dankt Jörg Fegert für seine fachliche Beratung. Hilfreiche Hinweise gaben Gisela Leppers und Joachim Walter. Unsere Lektorin Andrea Krug hat alle Widrigkeiten und Klippen, die während der Bearbeitung auftraten, mit Bravour bewältigt. Anne Schütte entlastete das Bearbeitungsteam bei der diffizilen Texterfassung, und nicht zuletzt wurde der Text auch durch die umsichtige Arbeit von Barbara Pörner beeinflußt. Danke dafür.

Originaltitel: Vulnerable. Sexual Abuse and People with an Intellectual Handicap

Die Deutsche Bibliothek – CIP-Einheitsaufnahme
Senn, Charlene Y.:
Gegen jedes Recht : sexueller Missbrauch und geistige Behinderung / Charlene Y. Senn.
Aus dem kanad. Engl. von Annemarie Kandler-Schürmann. Mit einem Nachwort
von Jörg Fegert. – Berlin : Donna Vita, 1993
Einheitssacht.: Vulnerable, sexual abuse and people with an intellectual handicap (dt.)
ISBN 3-927796-17-4

1. Auflage 1993

Lektorat: Andrea Krug
Satz und Gestaltung: Dagmar Schadenberg
Druck: Clausen & Bosse, Leck

Inhalt

Vorwort

Sexueller Mißbrauch ist zu einem der wichtigsten politischen Probleme geworden, um das sich alle Ebenen der Regierung, des Erziehungswesens, der Industrie und des Dienstleistungswesens zu kümmern gezwungen sind. Der sexuelle Mißbrauch von Menschen mit geistiger Behinderung spielte jedoch bislang nur eine geringe Rolle in der öffentlichen Diskussion und bei politischen Entscheidungen.

Gegen jedes Recht zeigt, wie sorgfältig das Problem sexueller Mißbrauch von Menschen mit geistiger Behinderung verborgen gehalten wurde – die Menschen wurden in Institutionen versteckt und das Thema ansonsten tabuisiert. Abgeschoben, aller Möglichkeiten beraubt, Beziehungen anzuknüpfen und ohne eine normale sexuelle Aufklärung, erfuhren Menschen mit intellektueller Behinderung nur wenig über deren gewöhnliche Folgen und ihre Verantwortlichkeiten. Da ihnen ihre eigene Sexualität abgesprochen wurde, sind sie über einen grundlegenden Aspekt ihres persönlichen Lebens häufig nicht informiert. Seit Generationen in Einrichtungen untergebracht, sind sie sexuellem Mißbrauch erschreckend schutzlos ausgeliefert. Ist es ein Wunder, daß die relativ wenigen sexuellen Vergehen, die Menschen mit intellektueller Behinderung zur Last gelegt werden, so häufig von dem Geheimnis, das ihre verbotene Sexualität umgibt, herrühren? *Gegen jedes Recht* lehrt uns, daß wir die Existenz dieses Problems nicht länger leugnen können.

Es war nicht immer so, daß ganze Schichten von Verleugnung und Verschleierung die Sexualität und den Mißbrauch von Menschen mit intellektueller Behinderung verdunkeln. Während der „hysterischen Jahre" um die Zeit des Ersten Weltkriegs wurde den „Schwachsinnigen" viel von der Bürde an Kriminalität und sexuellem Fehlverhalten aufgeladen, die die bereits im Niedergang befindliche spätviktorianische Gesellschaft zu unterminieren schienen. Es wurde viel von der bedrohlichen Sexualität der „Schwachsinnigen" gesprochen. Es hieß, daß diese Leute die „Rasse" verseuchten und schwächten, wenn man sie sich unkontrolliert weiter vermehren ließe. Es wurde heftig verfochten, daß die Sache ernst genug sei, um für Absonderung, Verwahrung, Sterilisation und eingeschränktes Eherecht zu plädieren. Dementsprechend verschanzten sich die Regierungen hinter der Maschinerie von Absonderung und einschränkenden Kontrollmaßnahmen. Die mutmaßliche Bedrohung wurde verbannt oder unterdrückt. Diejenigen, die in Einrichtungen untergebracht waren, wurden gezwungen, ein verborgenes und von anderen kontrolliertes Leben zu führen. Die „Abschiebung" ermöglichte es Skrupellosen, unentdeckt Mißbrauch zu betreiben. Obwohl es kein historisches Werk ist, demaskiert *Gegen jedes Recht* dennoch die heutigen Auswirkungen eines Problems, dessen Wurzeln tief in der Geschichte liegen.

Wenn wir auch seit langem wissen, daß die „Schwachsinnigen" nicht die finsteren Baumeister der moralischen Vergehen der Gesellschaft sind, so trägt *Gegen jedes Recht* dazu bei, das alte Schreckgespenst zur letzten Ruhe zu betten, hoffentlich ein für allemal. Unter anderem zeigt es, daß, im nationalen Durchschnitt betrachtet, Menschen mit intellektueller Beeinträchtigung nicht mehr und nicht weniger Schuld an sexuellen Vergehen tragen als andere Menschen.

Außer dem sexuellen Mißbrauch im institutionellen Bereich widmet sich *Gegen jedes Recht* auch der Art und Weise, wie die Gemeinschaft mit diesem Problem umgeht. Es erforscht das systemische Geflecht aus Zurückweisung und Verleugnung, das die Überlebenden sexuellen Mißbrauchs, die intellektuell beeinträchtigt sind, umgibt und sie daran hindert, von den sozialen Diensten zu profitieren, die für die übrige Bevölkerung zur Bewältigung dieses Problems eingerichtet wurden. Wieder einmal werden Menschen mit intellektueller Behinderung ausgeschlossen.

Gegen jedes Recht erlaubt es uns nicht länger, uns der Einsicht zu entziehen, daß Personen mit einer intellektuellen Behinderung vor allem als Menschen gesehen werden müssen – wert der gleichen Schutzmaßnahmen gegen kriminelle Handlungen wie andere und wert, den gleichen Zugang zu sozialen Diensten zu beanspruchen wie alle anderen, die sexuellen Mißbrauch überlebt haben.

Und mehr noch: *Gegen jedes Recht* stellt das Rechtssystem in Frage, das erwachsene Menschen mit intellektueller Behinderung wie Kinder behandelt, deren Kompetenz fragwürdig ist. Die Gerichte vertreten seit langem den Standpunkt, daß das Alter nicht die Kompetenz einer Zeugin/eines Zeugen bestimmt. Aber immer noch haben RichterInnen die Macht, von Fall zu Fall zu entscheiden, ob ein/e Überlebende/r sexuellen Mißbrauchs glaubwürdig ist, wenn sie/er intellektuell behindert ist. Oft werden Aussagen wegen der Unfähigkeit einer Person, sich dem Gericht mit normalen Mitteln mitzuteilen, abgewiesen. Das ist nicht länger tragbar.

Gegen jedes Recht zeigt, daß das Thema sexueller Mißbrauch von Menschen mit geistiger Behinderung mehr als nur ein rechtliches Problem darstellt. Es ist ein Problem, das durch die Verleugnung der Gesellschaft entstanden ist. Jetzt ist es Zeit, es aus dem Verborgenen ans Tageslicht zu holen und über die Gerichte hinaus in die Wohnstätten zu bringen und es in die sexuellen Aufklärungsprogramme miteinzubeziehen. Es ist an der Zeit, für soziale Dienste zu sorgen oder bereits bestehende zu erweitern und Überlebende mit intellektueller Beeinträchtigung miteinzubeziehen und somit ihr Recht auf Würde, Achtung und Unterstützung anzuerkennen.

Bis jetzt ist das Thema sexueller Mißbrauch von Menschen mit intellektueller Behinderung noch nicht in umfassender Weise in Forschungsstudien behandelt worden. Zum ersten Mal beleuchtet *Gegen jedes Recht* die Probleme von allen Seiten: die Verbreitung von sexuellem Mißbrauch unter Menschen mit intellektueller Behinderung, die Risikofaktoren von Entwicklungsstörungen in bezug auf sexuellen Mißbrauch, die Folgen von Mißbrauch und ihre Behandlung, die Zugänglichkeit der sozialen Dienste, Prävention, rechtliche Probleme und Sexualstraftäter mit intellektueller Behinderung.

Wir können nur hoffen, daß diese Studie konkretes Handeln zugunsten der Überlebenden mit intellektueller Beeinträchtigung bewirkt. Wenigstens dies fordert die Gerechtigkeit.

Marcia H. Rioux
Director, The Allan G. Roeher Institute
Toronto, Ontario, im Februar 1988

Einleitung

Bis in die späten siebziger Jahre beschränkte sich in Kanada das Wissen um die Existenz von sexuellem Kindesmißbrauch vor allem auf die Polizei sowie einzelne ÄrztInnen, PsychiaterInnen, PsychologInnen und SozialarbeiterInnen. Das überrascht nicht, wenn man bedenkt, daß ein Land normalerweise eine „spezifische Abfolge von Entwicklungsstadien durchläuft" (Kempe 1985, S. xxvii), bei denen der sexuelle Mißbrauch erst im fünften (oder vorletzten) Stadium Beachtung findet. Kempe zufolge erkennt und befaßt sich eine Gesellschaft zunächst mit der physischen Mißhandlung von Kindern und wird sich erst anschließend des Schadens psychischer Vernachlässigung bewußt. Wenn das geschehen ist, beginnen Fälle von sexuellem Mißbrauch in den Berichten von Fachleuten zu erscheinen, die sich zuvor des Problems nicht bewußt gewesen waren. Doch den einzelnen fällt es sehr schwer zu akzeptieren, daß sexueller Mißbrauch an Kindern überhaupt geschieht. Die Gesellschaft wendet sich dem Problem nur zögernd zu, weil auch sie es vorzieht, sexuellen Mißbrauch als einen seltenen und unglücklichen Umstand zu betrachten. Diese Ansichten werden durch die gesellschaftlichen Strukturen aufrechterhalten, die nicht darauf ausgerichtet sind, den Bedürfnissen von Kindern zu entsprechen oder sich mit sexueller Ausbeutung zu befassen.

Die Rechtsprechung forderte für jede Bekundung eines sexuellen Übergriffs die Erhärtung durch Beweise, und darin steckt von vornherein die Vermutung, die Klägerin oder der Kläger könne möglicherweise eingewilligt haben oder eine falsche Anschuldigung erheben. Die psychiatrische Literatur vertrat die Ansicht, daß sexueller Mißbrauch die Tat einzelner „Schwachsinniger" (Lewis & Sarell 1969) oder das Ergebnis der verführerischen Aktivität frühreifer Kinder sei (Gager & Scheier 1976) und verstärkte damit die Illusion, daß es sich um seltene Fälle handele. In den Medien, deren ReporterInnen es vorzogen, nicht über die Fälle sexuellen Mißbrauchs zu berichten, die ihnen bekannt wurden, fand eine „Verschwörung des Schweigens" (Butler 1978) statt. Erwachsene Frauen, die Inzest oder Mißbrauch durch einen Fremden erlebt hatten, als sie noch Kinder waren, erzählten niemandem von dieser Erfahrung und glaubten, sie seien die einzigen, denen so etwas widerfahren war. All diese Prozesse, strukturellen wie individuellen Charakters, dienten dazu, die Illusion aufrechtzuerhalten, daß sexueller Mißbrauch an Kindern nur selten vorkomme.

Vor allem durch den Einfluß der feministischen Bewegung wurde der sexuelle Mißbrauch an Kindern (und noch spezifischer der Inzest) zu einem öffentlich diskutierten Thema (siehe z.B. Armstrong 1979, Allen 1980, Rush 1980, Butler 1978). Nachdem das Schweigen einmal gebrochen war, erkannten SozialarbeiterInnen, PsychologInnen, MitarbeiterInnen des öffentlichen Gesundheitswesens und andere Fachleute, wie weitreichend das Problem war. Politischer Aktionismus in Zusammenhang mit vermißten Kindern, Berichte der Medien über Sexualverbrechen an Kindern und die Veröffentlichung zahlreicher Bücher (Mayer 1983, Whitcomb 1982, Sgroi 1982, Mrazek & Kempe 1981) trugen dazu bei, das Problem im Brennpunkt der Aufmerksamkeit zu halten. WissenschaftlerInnen vertieften ihre Forschungsbemühungen und veröffentlichten Bücher und Artikel über ihre Ergebnisse (Russell 1984, Finkelhor 1979, 1984, 1986). Die helfenden Berufe reagierten mit der Entwicklung von Hilfsprogrammen und der Einrichtung von speziellen Zentren für sexuell mißbrauchte Kinder in den größeren Krankenhäusern. In weiten Bereichen des Erziehungssystems wurden Programme zur Prävention sexuellen Mißbrauchs entwickelt und angeboten.

Als die Gesellschaft durch Aufklärung und andere öffentlichkeitswirksame Bemühungen aufmerksam geworden war, waren die bestehenden sozialen Dienste von der Anzahl der Fälle sexuellen Mißbrauchs, die nunmehr zum Vorschein kam, völlig überfordert. Eine Studie berichtete von einem 30000%igen Anwachsen gemeldeter Fälle in den sieben Jahren, die der gesellschaftlichen Bewußtmachung folgten (Giaretto 1980, zit. n. Summit 1983). Die sozialen Dienste sind bei weitem nicht ausreichend, um den Bedürfnissen auch nur eines Bruchteils der tatsächlich existierenden Fälle zu entsprechen. Außerdem tritt eine gewisse Voreingenommenheit auf, was bedeutet, daß die bestehenden sozialen Dienste nur bestimmten Gruppen von Kindern zugute kommen. Einer der eklatantesten Mängel bei der Reaktion auf sexuellen Kindesmißbrauch war die fehlende Diskussion über die Bedürfnisse spezieller Gruppen von Kindern. Praktisch alle geplanten sowie bereits bestehenden sozialen Dienste waren auf das körperlich intakte Kind ausgerichtet, das hören und sehen kann und von durchschnittlicher oder überdurchschnittlicher Intelligenz ist.

Dieses Buch gibt eine Übersicht über die Literatur, die zum Verständnis des sexuellen Mißbrauchs an Kindern mit Entwicklungsstörungen beiträgt. Es wird darauf hingewiesen, daß für einige Kinder und Jugendliche mit geistigen Behinderungen ein größeres Risiko besteht, sexuell mißbraucht zu werden, als andere Kinder und Jugendliche. Weiterhin wird ein Überblick über die bestehenden Programme und Dienste zeigen, daß die Bedürfnisse von Kindern mit geistigen Behinderungen nicht erfüllt werden, entweder weil sie nicht als Zielgruppe erkannt worden sind oder weil die helfenden Institutionen zu überlastet sind, um sich für die Einbeziehung einer zusätzlichen Gruppe gefährdeter Personen zu engagieren. Bei Fachleuten wie in der Öffentlichkeit müssen ein allgemeines Bewußtsein im Hinblick auf sexuellen Mißbrauch von Kindern mit Entwicklungsstörungen geschaffen und diskriminierende Praktiken eliminiert werden, damit auch diesen Kindern Rechte und Hilfen gewährt werden, die anderen verfügbar sind. Außerdem ist der Ausschluß von Mädchen und Jungen mit intellektueller Beeinträchtigung bei der Planung und Einrichtung zukünftiger sozialer Dienste ein schwerwiegendes Versäumnis, dem sofort Abhilfe geschaffen werden muß.

Fragen der Definition

Die Definition „geistige Retardierung" bzw. „geistige Behinderung", die am häufigsten von den in diesem Bericht zitierten ForscherInnen angewandt wird, wird von der *American Association on Mental Deficiency* und dem American *Psychiatric Associations Diagnostic and Statistical Manual of Mental Disorders* (DSM-III, Diagnostisches und statistisches Manual psychischer Störungen) verwendet. Sie umfaßt drei Merkmale: 1. beträchtlich unter dem Durchschnitt liegende allgemeine intellektuelle Funktionen, 2. daraus resultierende bzw. damit verbundene Defizite oder

Beeinträchtigungen des Adaptionsverhaltens, 3. Beginn vor dem Alter von 18 Jahren (Aguilar 1985, S. 2). Probleme, die bei dieser Definition entstehen, wurden von Rioux (1979) zusammengefaßt:

> „Erstens basiert diese Definition auf einer Kombination mehrerer Faktoren, inbegriffen ein Defizit in der intellektuellen Entwicklung und eine Beeinträchtigung der sozialen Funktionsfähigkeit, und hat verschiedene Ursachen. Sie entspricht deshalb nicht einem streng medizinischen Modell oder einer medizinischen Definition, sondern eher einer sozialadministrativen Kategorie. Zweitens unterscheidet sich der Grad der Funktionsstörung erheblich (von leicht bis sehr schwer). 'Die Spanne im Bereich der Intelligenz und Funktionsfähigkeit zwischen den schwer geistig behinderten und den nur leicht geistig behinderten ist größer als die zwischen leicht geistig behinderten und „normalen" Menschen.' (Friedman 1976, S. 210) Drittens ist geistige Retardierung nicht statisch, sondern unterliegt Veränderungen. Daß eines der Elemente geistiger Retardierung ein *Defizit des Adaptionsverhaltens* ist, bedeutet, daß es ein Produkt der Wechselbeziehung zwischen individuellen Fähigkeiten und sozialen Anforderungen darstellt. Änderungen in der Funktionsfähigkeit oder in den sozialen Anforderungen können dazu führen, daß eine Person nicht mehr als geistig behindert klassifiziert wird. Der Grad und die Art der Stimulierung im frühkindlichen Entwicklungsprozeß stehen in direktem Zusammenhang mit der Entwicklung eines Menschen. Deshalb können verläßliche Aussagen über das individuelle Potential nicht gemacht werden. Viertens handelt es sich um ein Etikett oder eine Klassifizierung, die auf sehr unterschiedliche Gruppen von Menschen angewandt werden." (S.17; Hervorhebung im Original)

Für die Zwecke des vorliegenden Berichts wird die DSM-III-Definition nur als allgemeine Richtlinie für die Grenzbereiche der betreffenden Gruppen der Population angewendet. Ansonsten wird ein weniger Anstoß erregendes „Etikett" verwendet.

Die Begriffe „geistige Behinderung", „intellektuelle Behinderung", „intellektuelle Beeinträchtigung" oder „Entwicklungsstörung" werden in diesem Bericht in bezug auf Menschen verwendet, die in irgendeiner Form durch die oben beschriebenen Bedingungen behindert sind. Diese

Begriffe werden von AktivistInnen und einzelnen Menschen mit Behinderungen bevorzugt, wenn eine Bezeichnung von ihnen verlangt wird (Park 07/87, Worrell 07/87, Richler 07/87). Es wird nachdrücklich betont, daß sich „entwicklungsgestörte Menschen in ihrer Entwicklung und ihren Fähigkeiten sehr unterscheiden" (Blomberg 1987, S.9). Deshalb wird diese Bezeichnung hier unter Berücksichtigung individueller Unterschiede und der Möglichkeit/Wahrscheinlichkeit einer entwicklungsbedingten Veränderung verwendet.

Der Begriff sexueller Kindesmißbrauch wird hier im weitest möglichen Sinn benutzt und bezeichnet jede sexuelle Aktivität (mit oder ohne Körperkontakt) oder Ausbeutung einer abhängigen Person unter sechzehn Jahren sowie sexuelle Ausbeutung und Übergriffe auf Menschen zwischen sechzehn und achtzehn Jahren. Sowohl außerfamilialer als auch innerfamilialer Mißbrauch sind in diese Definition eingeschlossen.

1. KAPITEL

Die Verbreitung sexuellen Kindesmißbrauchs

Zur Feststellung des Ausmaßes eines sozialen Problems können zwei Schätzwerte herangezogen werden: Verbreitung und Häufigkeit. Obwohl sie oft synonym verwendet werden, unterscheiden sie sich beträchtlich in ihrer Bedeutung und dem Grad der Schwierigkeiten, die ihrer Ermittlung entgegenstehen. Schätzungen zur Verbreitung zeigen ganz allgemein, wie „weit verbreitet" das Problem ist oder wie „breit praktiziert" ein bestimmtes Verhalten ist (Websters 1969). In diesem allgemeinen Sinn können Untersuchungen, die die Gesamtzahl der beobachteten Fälle, die Anzahl der Menschen, die derartiges berichten, usw. – selbst ohne Kontrollgruppe – dazu beitragen, die Prävalenz (Verbreitung) einzuschätzen. Nach wissenschaftlichen Regeln ermittelt man eine *Prävalenz,* indem man eine repräsentative Stichprobe aus der Erwachsenenbevölkerung untersucht und somit den Prozentsatz derjenigen ermittelt, die während *ihres ganzen Lebens* irgendwann das infragestehende Verhalten gezeigt oder ein bestimmtes Verbrechen erlebt haben. Schätzungen der *Inzidenz* (Häufigkeit) hingegen sind Schätzungen der Rate neuaufgetretener Fälle (Webster 1969) von Mißbrauch oder Viktimisierung in der Bevölkerung. Solche Schätzungen werden gewöhnlich als Zahl der Fälle pro tausend Personen *in dem gegebenen Jahr* ausgedrückt und stützen sich häufig auf berichtete Fälle. Daher stehen die beiden Schätzwerte in Beziehung zueinander, deuten aber auf verschiedene Aspekte eines geschätzten Vorkommens.

Im Bereich des sexuellen Mißbrauchs sind Einzelfälle seit den späten siebziger Jahren dokumentiert worden, landesweite Studien zur Verbreitung gibt es jedoch erst seit kürzerer Zeit (Badgley u.a. 1984, Finkelhor 1984; Russell 1984, Wyatt 1985). Studien zur Häufigkeit – einschließlich Planung, Durchführung, Analyse – können bis zur Publikationsreife bis zu zehn Jahre benötigen (Finkelhor & Associates 1986). Es überrascht daher nicht, wenn auf einem so jungen Forschungsgebiet wie dem des sexuellen Mißbrauchs an Kindern mit Entwicklungsstörungen genaue Schätzungen der Verbreitung und Häufigkeit noch nicht vorliegen. Unsere Schätzwerte für diese Bevölkerungsgruppe müssen daher aus verschiedenen Quellen hergeleitet werden. Eine Standardquelle sind die verfügbaren Studien zur Verbreitung, obwohl wir berücksichtigen müssen, daß sie oft nicht hinreichend überprüft und methodisch einwandfrei sind. Schwieriger zu erschließende Quellen, die jedoch reichlich Information zum Thema bieten, sind Gerichtsakten, psychiatrische Berichte sowie Schriften zur sexuellen Aufklärung, die Hinweise auf den Mißbrauch an Menschen mit geistigen Behinderungen enthalten.

Schätzungen auf der Basis der „normalen" Bevölkerung

Keine der publizierten oder durchgeführten Studien zum sexuellen Mißbrauch in der allgemeinen Bevölkerung erlaubt eine genaue Schätzung der Häufigkeit sexuellen Mißbrauchs an Kindern mit intellektueller Beeinträchtigung. Das wäre anders, wenn diese Studien Menschen mit Entwicklungsstörungen in ihre repräsentative Auswahl einbezogen hätten. Finkelhor and Associates (1986) geben einen Überblick über die Auswahltechniken sämtlicher diesbezüglichen Studien, die mit repräsentativen Stichproben arbeiteten. Alle angewendeten Auswahlverfahren schlossen große Gruppen von Erwachsenen mit Entwicklungsstörungen zwangsläufig auf die eine oder andere Weise aus. Die Auswahl nach Haushalten (Badgley u.a. 1984, Burnham 1985, zit. n. Finkelhor & Associates, Miller 1976) oder auf Grundlage des Telefonbuches (Badgley & Ramsay 1986; Keckley Market Survey 1983, zit. n. Finkelhor & Associates 1986, Lewis 1985, zit. n. Finkelhor & Associates, Murphy 1985, zit. n. Finkelhor & Associates, Russell 1983, Wyatt 1985) wäre nur dann repräsentativ, wenn alle Menschen mit Entwicklungsstörungen ihren eigenen Haushalt oder ihre eigene Wohnung mit Telefonanschluß hätten. Eine Auswahl über den Führerschein (Kercher & McShane 1984) oder aufgrund der Elternschaft an Kindern zwischen 6 und 14 Jahren (Finkelhor 1984) schlösse automatisch einen hohen Prozentsatz von Erwachsenen mit Behinderungen aus. Die ausgegebenen Fragebögen dürften die wenigen erreichbaren Erwachsenen mit intellektuellen Beeinträchtigungen gewiß überfordern, da sie so umfangreich sind, daß das Ausfüllen eine Zeit von einer bis anderthalb Stunden erfordert. Offensichtlich werden auch andere Bevölkerungsgruppen wie z.B. Blinde, Menschen mit Hörschädigungen oder mit physischen Behinderungen von solchen „repräsentativen" Auswahlverfahren nicht erfaßt, es sei denn, die ForscherInnen unternähmen gezielte Bemühungen, sie einzubeziehen.

Woher wissen wir, daß Mädchen und Jungen mit Entwicklungsstörungen sexuell mißbraucht werden?

Lange bevor es irgendwelche Versuche gab, den sexuellen Mißbrauch an Menschen mit geistigen Behinderungen empirisch zu erfassen, war die Ansicht weit verbreitet, daß diese Kinder und Jugendlichen der Gefahr der Ausbeutung ausgesetzt sind. In einer Prozeßakte zum Antrag auf Sterilisation eines schwer behinderten Mädchens wird dieser mit der Wahrscheinlichkeit einer Schwangerschaft aufgrund der „ständigen Bedrohung, angegriffen und vergewaltigt zu werden", begründet (M.K.R. 1974, S. 469). Ein zusammenfassender Bericht über mehrere solche Fälle kommentiert: „Die Belastung, für das unselbständige Kind sorgen zu müssen, verbunden mit der Angst vor sexueller Promiskuität oder Ausbeutung, kann Eltern dazu bewegen, eine Lösung zu suchen, die gegen das fundamentale Fortpflanzungsrecht ihres Kindes verstößt" (A.W. 1981, S.370).[1] ÄrztInnen, die im Vorfeld einer geplanten Sterilisation Untersuchungen durchführten, berichteten in zwei Fällen von Inzest (Perrin u.a. 1976). Die Studie eines Genetikers zur Nachkommenschaft aus inzestuösen Beziehungen ergab, daß über 14% der Frauen, die Kinder ihrer Väter oder ihrer Brüder austrugen, als „minderbegabt" klassifiziert wurden (Seemanova 1971). Diese Zahl ist, abgesehen davon, daß sie die Tatsache des Inzests belegt, viel höher, als der bloße Zufall erwarten ließe.

Dokumentationen über Jugendheime und Institutionen zeigen, daß als „geistig behindert" eingestufte Jugendliche als Hauptzielgruppe der Ausbeutung betrachtet und häufig „zu ihrem eigenen Schutz" eingesperrt werden (Wooden 1976, Rogers 1972).[2] Darüber hinaus erwähnt die Literatur zur sexuellen Aufklärung intellektuell beeinträchtigter Kinder und Jugendlicher häufig die Sorge der Eltern sowie der SozialarbeiterInnen der Heime und Institutionen, daß diese Kinder in besonderem Maße gefährdet seien (Fischer & Krajicek 1974, Simonds 1980, Bennett, Vockell & Vockell 1972, Goodman 1973). Obwohl manche der elterlichen Ängste wahrscheinlich unbegründet sind, lassen Berichte und Erzählungen trotzdem vermuten, daß einige der Befürchtungen auf einer realistischen Einschätzung der Verletzlichkeit ihres Kindes und auf der Kenntnis anderer Mißbrauchsfälle beruhen.

Hinweise, Fallgeschichten und Mutmaßungen, die in einschlägigen Texten verborgen sind, zeigen alle, daß der sexuelle Mißbrauch an Kindern mit Entwicklungsstörungen ein soziales Problem darstellt. Allerdings können sie keine detailliertere Information über das Ausmaß dieses Problems bieten.

Das Ausmaß des Problems

Die im folgenden vorgestellten Studien sind die einzigen, die sich ausdrücklich mit dem Problem des sexuellen Mißbrauchs an Kindern mit Entwicklungsstörungen befassen. Einige haben ihre Information als Ergebnis einer Studie über eine andere Bevölkerungsgruppe zutage gefördert, andere planten von Anfang an, sich diesem Thema zu widmen. Doch alle diese Studien weisen methodische Probleme bzw. Probleme bei der Stichprobenziehung auf, so daß ihre Ergebnisse leider nur eingeschränkt verallgemeinert werden können. Deshalb sollen sie hier das Ausmaß des Problems eher andeuten als belegen.

Chamberlain u.a. (1984) interviewten in Zusammenarbeit mit der Cincinnati Adolescent Clinic 69 Mädchen und junge Frauen mit Entwicklungsstörungen. Die untersuchte Stichprobe bestand aus 70 % der ursprünglich angesprochenen Gruppe, unterschied sich aber nicht in bezug auf demographische Charakteristika. Die befragten Mädchen und

Frauen waren 11 bis 23 Jahre alt. Ihre Behinderung rangierte im Bereich „einer niedrigeren Verteilung des IQ, als in einer repräsentativen Auswahlgruppe zu erwarten gewesen wäre" (S.446). Zweiundzwanzig Mädchen und Frauen (25 %) hatten eine Vergewaltigung oder einen Vergewaltigungsversuch erlebt. Von diesen waren sieben vom Vater, Stiefvater oder Pflegevater und drei von einem anderen Familienmitglied sexuell mißbraucht worden. Mindestens zwei waren in der Schule angegriffen worden; einer der Täter war ein Lehrer des Mädchens. Mit anderen Worten: Die Mehrzahl der Täter war den Opfern bekannt. Das Durchschnittsalter zur Zeit der Übergriffe lag bei 14 Jahren (von 9 bis 17), so daß es sich in allen Fällen um sexuellen Kindesmißbrauch handelte. Chamberlain u.a. unterstrichen, daß ein Drittel der „leicht retardierten" Mädchen/Frauen Opfer sexueller Übergriffe wurden, was die Annahme nahelege, daß sie möglicherweise besonders gefährdet seien. Es sei auch vermerkt, daß nur Vergewaltigung und versuchte Vergewaltigung in die Definition des sexuellen Übergriffs aufgenommen wurden, so daß diese Ergebnisse wahrscheinlich zu einer Unterschätzung des Ausmaßes des Problems führen.

Ryerson (1984) berichtete über die Ergebnisse einer siebenjährigen, vom *Seattle Rape Relief* durchgeführten Studie. Zwischen 1977 und 1983 wurden 700 Fälle von sexuellem Mißbrauch an Kindern und Erwachsenen mit intellektueller Beeinträchtigung bekannt. Wenn es sich auch in einigen dieser Fälle um Übergriffe auf erwachsene Frauen und Männer handelt, „besagen Fallberichte, daß die sexuelle Ausbeutung von Kindern oft zwischen deren 2. und 5. Lebensjahr beginnt und über einen Zeitraum von 5 bis 15 Jahren andauert" (S. 6). Außerdem wurden 99 % der Opfer mit Entwicklungsstörungen von einer Person mißbraucht, die zur Verwandtschaft oder zum Pflegepersonal gehörte.

Cowardin (1987) hat die Zahlen eines Jahres des *Seattle Rape Relief* in King County herausgegriffen, um sie mit den in Kalifornien durch Anzeige bekannt gewordenen Vergewaltigungen zu vergleichen, und dabei entdeckt, daß die Zahl der in King County von intellektuell beeinträchtigten Personen berichteten sexuellen Übergriffe den landesweiten Durchschnitt um das Vierfache überstieg (s. Abb. 1 im Anhang). Sie liegt noch höher, wenn man bedenkt, daß nur 20% der erlebten Angriffe auf Opfer mit Entwicklungsstörungen gemeldet werden (Ryerson 1984).

Hard (1986) studierte die Fallberichte von 95 entwicklungsgestörten Erwachsenen, die in einer Behinderten-Werkstatt Aufnahme gefunden hatten. Sie interviewte dann 65 dieser Personen anhand eines Fragebogens, den sie entworfen hatte, um detailliertere Informationen zu erzielen. Hard berichtet, daß 83 % der Frauen und 32 % der Männer sexuellen Mißbrauch erlebt hatten. Das Alter der Befragten lag zwischen 17 und 48 Jahren. Von den 38 Personen, deren Alter zur Zeit des Mißbrauchs ermittelt werden konnte, waren 17 (=45%) damals unter 18 Jahre alt gewesen. Wiederum wurden 99 % von einem ihnen bekannten Täter überfallen. Obwohl die Ergebnisse nur für Personen zu verallgemeinern sind, die in Behinderten-Werkstätten arbeiten, bieten Hards Forschungsergebnisse die wahrscheinlich beste Schätzung der Verbreitung sexueller Übergriffe auf Menschen mit Entwicklungsstörungen, über die wir zur Zeit verfügen. Ein weiterer wichtiger Aspekt besteht darin, daß 30 Personen nicht interviewt wurden, obwohl ihre Akten zu den ursprünglich ausgewählten gehören. Die Gründe dafür waren, daß „mehrere nicht sprechen konnten, einige sich weigerten, interviewt zu werden, zwei die Fragen nicht verstanden und andere vor dem Interview aus dem Arbeitsprogramm ausgeschieden waren" (S.1).

Studien, die sexuellen Mißbrauch an in Institutionen oder bei Pflegeeltern untergebrachten Kindern belegen, liefern einiges Beweismaterial für den Mißbrauch geistig behinderter Kinder in diesem Rahmen, obwohl der Untersuchungsgegenstand nicht auf diese Gruppe beschränkt war. Musick (1984) interviewte eine Auswahl von ehemals psychiatrischen PatientInnen, die Opfer sexueller Ausbeutung waren, sowie Personen des Pflegepersonals, die Kenntnis vom Mißbrauch der PatientInnen hatten. Obwohl diese Studie eher psychiatrische Anstalten ins Auge faßt als Institutionen, die vorwiegend Menschen mit Entwicklungsstörungen beherbergen, dürften Musicks Befunde bezüglich der Umstände, die InsassInnen/PatientInnen/KlientInnen gefährden, ihre Parallelen in anderen Populationen haben. Sie weist darauf hin, daß strukturelle Faktoren und die Behandlungspraxis – wie z.B. „die Organisation des Personaleinsatzes, die männlichen Angestellten gestattet, weibliche PatientInnen zu versorgen und auf ihren Wegen zu begleiten; unzureichende Überwachung und Kontrolle der männlichen PatientInnen in den beiden Geschlechtern zugänglichen Räumen; unzureichende Überwachung von

Frauen, die unter schweren Medikamenten stehen, ruhig gestellt oder isoliert untergebracht sind" (S. 2) – Menschen in Institutionen besonderer Gefahr aussetzen.

Dawson (o.J.) überprüfte die *Ontario Children's Aid Societies* (Kinderhilfswerke) und das *Central Child Abuse Register* (Zentrales Kindesmißhandlungsregister), um das Ausmaß von Mißhandlung/Mißbrauch im pflegeelterlichen Bereich für die Jahre zwischen 1979 und 1981 einzuschätzen. 20 von 51 angesprochenen Einrichtungen beteiligten sich an der Studie. Die Daten, die Dawson zur Häufigkeit sexuellen Mißbrauchs nennt, sind erschreckend. Bei 42 % der den *Aid Societies* gemeldeten und 38% der vom Zentralen Register erfaßten Fälle, in denen es Probleme mit Pflegeeltern gab, handelte es sich um sexuellen Mißbrauch. In allen Fällen waren Pflegeväter die Täter. Mädchen zwischen 13 und 17 Jahren waren die häufigsten Opfer, aber einige waren erst 4 Jahre alt. Zu den Opfern gehörten auch zwei Jungen. Dawson berichtet, daß insgesamt 60% der Kinder, die Übergriffe erlebten, als pflegebedürftig eingestuft wurden (17% davon galten als geistig leicht behindert). Obwohl keine Aussage darüber möglich ist, inwieweit die Kinder mit Entwicklungsstörungen sexuell mißbraucht wurden, geht aus dieser und anderen Untersuchungen (Chamberlain u.a. 1984) dennoch deutlich hervor, daß einige Pflegekinder von ihren Pflegevätern sexuell mißbraucht werden.

Schwierigkeiten bei der Stichprobengewinnung

Eine Studie mit einer repräsentativen Auswahl von Personen mit Entwicklungsstörungen dürfte nur schwer durchzuführen sein und wäre wahrscheinlich wenig aussagekräftig. Diese Menschen leben in psychiatrischen Anstalten (weniger als 10%) oder in Pflegeheimen; sie leben in Wohngemeinschaften oder auch allein, und viele der Kinder wohnen bei ihren leiblichen Eltern. Ihr Zustand variiert von umfassender Pflegebedürftigkeit (persönliche Hygiene, Füttern usw.) bis zur vollen Gemeinschaftsfähigkeit. Die meisten Menschen mit Entwicklungsstörungen und Retardierungen liegen in diesem Spektrum näher im Bereich „voller sozialer Funktionstüchtigkeit", 75 bis 90% dieser Behinderten sind Grenzfälle zwischen Lernbehinderung und geistiger Behinderung oder Fälle leichter Behinderung, die „keine signifikante organische Beeinträchtigung" aufweisen (Szymanski 1977, S. 68). Das bedeutet, daß viele der Zielpersonen einer solchen Untersuchung nicht erreicht werden, wenn man nur spezielle Einrichtungen einbezieht. Studien, die den Mißbrauch entwicklungsgestörter Personen mit einiger Genauigkeit zu schätzen versuchen, müssen bei ihrer Stichprobengewinnung diese unterschiedlichen Lebensverhältnisse berücksichtigen.

Ein Paradoxon hat sich für die Forschung ergeben, die sich mit der Sexualität von Menschen mit intellektuellen Beeinträchtigungen beschäftigt. Viele Studien belegen die Notwendigkeit der sexuellen Aufklärung geistig behinderter Menschen und haben ihren Blick auf die Pflegeeinrichtungen wenigstens zum Teil in der Annahme gerichtet (Edmonson & Wish 1975, Coleman & Murphy 1980, Hall, Morris & Barker 1973, Hall & Morris 1976, Edmonson, McCombs & Wish 1979), daß in diesem Rahmen sexuelle Ausbeutung eine Realität ist. Doch bei keiner der Studien gelang es, Zugang zu diesen Institutionen zu erhalten, um sexuellen Mißbrauch zu dokumentieren. Die Nichtberücksichtigung der in Anstalten und Pflegeheimen Untergebrachten könnte dazu führen, das Ausmaß des Problems zu unterschätzen, da schon aus naheliegenden theoretischen Gründen Pflegebedürftige in sehr hohem Maße den Launen des Pflegepersonals ausgesetzt sind. Unter solchen Umständen wird die Lebenssituation auch durch den Grad der Behinderung mitbestimmt, wenngleich das nicht immer der Fall ist. Einige SozialforscherInnen erkennen das Risiko der in Einrichtungen lebenden Menschen mit schweren Behinderungen, werden jedoch durch die Umstände daran gehindert, sie in die Untersuchung einzubeziehen (Musick 1987, Hard 1987). Die Schwierigkeit, Zugang zu Institutionen zu erhalten, wurde von diesen Wissenschaftlerinnen betont. Das wird auch von Nicht-WissenschaftlerInnen bestätigt, die auf diesem Gebiet arbeiten. Davies (05/87) weist darauf hin, daß sie nur in Institutionen/Heime gerufen wird, um Präventions-Workshops durchzuführen, wenn bereits ein Fall von Mißbrauch aufgetreten sei. (Gewöhnlich werde sie über solche Vorfälle jedoch nicht einmal informiert.)[3] Obwohl es verständlich ist, daß sich die Institutionen ungern einer gerichtlichen Verfolgung oder der öffentlichen Empörung aussetzen, könnte die Verweigerung einer Zusammenarbeit mit der Sozialforschung als Fahrlässigkeit ausgelegt werden.

Ein weiteres Problem der Forschung besteht darin, daß es bis jetzt nicht möglich war, das Risiko von Menschen mit schwersten Behinderungen richtig einzuschätzen. Das wird weiterhin so sein, wenn nicht kreative Wege gefunden werden, die bestehenden Kommunikationsbarrieren abzubauen. Mißbrauch an Menschen, die nur über eine begrenzte sprachliche Ausdrucksfähigkeit verfügen, kommt vorläufig nur dann ans Licht, wenn medizinische Symptome von sexuellem Mißbrauch (z.B. Schwangerschaft, Geschlechtskrankheiten) *vorliegen und diagnostiziert werden,* wenn der Fall (von anderen PatientInnen oder von PflegerInnen) bezeugt und angezeigt wird oder wenn es den Betroffenen irgendwie, verbal oder nonverbal, möglich ist, auf die Tatsache des Mißbrauchs hinzuweisen.

Eine repräsentative Studie über Menschen mit Entwicklungsstörungen durchzuführen, dürfte mit außerordentlichen Schwierigkeiten verbunden sein. Am ehesten ließe sich das Ausmaß des Problems erfolgreich untersuchen, wenn man quer durch die verschiedenen Arten der Unterbringung dieser Menschen eine repräsentative Auswahl zusammenstellte und auf diesem Wege versuchte, eine Stichprobe mit der größtmöglichen Bandbreite aller Grade von Behinderung auszuwerten.

Musick (05/87) hat darauf hingewiesen, daß schon allein der Zugang zu den medizinischen Unterlagen der Institutionen der Mißbrauchsforschung eine Bevölkerungsgruppe erschließen würde, über die wir bis jetzt kaum etwas wissen. Solange keine Studien mit einer kreativeren Methodik durchgeführt worden sind, bleibt nur die Einsicht, daß bisher erst ein kleiner Teil des Gesamtbildes aufgedeckt werden konnte.

2. Kapitel

Entwicklungsverzögerungen und -defizite als Risikofaktor

Es ist unbestreitbar, daß sexueller Mißbrauch an Kindern mit Entwicklungsstörungen vorkommt. Es ist wichtig zu verstehen, welche Rolle die Behinderung bei der Viktimisierung spielt. Die Wahrscheinlichkeit, daß ein Mädchen oder Junge mit Entwicklungsstörungen sexuell mißbraucht wird, hängt davon ab, ob die Behinderung eine schützende Funktion hat, sich gar nicht weiter auswirkt oder ein höheres Risiko für das Kind bedingt. Wenn die Behinderung ein protektiver Faktor wäre, dann würde die Wahrscheinlichkeit eines Mißbrauchs niedriger sein als bei Kindern der „normalen" Bevölkerung. Ist die Behinderung ein Risikofaktor, so würde ein höherer Prozentsatz von Kindern mit Entwicklungsstörungen sexuell mißbraucht werden. Wenn die Behinderung für den sexuellen Mißbrauch ohne Bedeutung ist, würden intellektuell beeinträchtigte Mädchen und Jungen dem gleichen Risiko unterliegen wie andere Kinder.

Für die Annahme, daß eine geistige Behinderung Kinder vor Mißbrauch schütze, gibt es nur wenige Argumente. Die Ansicht, daß Menschen Mitleid für Kinder mit Behinderungen empfinden oder sie zu schützen versuchen und sie deswegen nicht als potentielle Opfer ansehen, wird zwar von mehreren AutorInnen belegt (Watson 1984, Minnesota Dept. of Corrections 1983, Cole 1986, Worthington 1984), doch sie scheint nicht zu stimmen. Was die physische Mißhandlung betrifft, so ist oft darauf hingewiesen worden, daß körperlich beeinträchtigte Kinder einem höheren Risiko ausgesetzt sind. Verschiedene Gründe werden für diesen Zusammenhang angegeben; einige ForscherInnen glauben, daß die Belastung der Eltern, für ein behindertes Kind zu sorgen, Mißhandlungen fördere (Helfer 1975, Sandgrund et al. 1974, Barth & Blythe 1983, Glaser & Bentovim 1979); andere vermuten, daß die Eltern unrealistische Erwartungen an ihre „Borderline"-Kinder haben, die zwar „normal" zu sein scheinen, tatsächlich aber in irgendeiner Form behindert sind (Morse, Sahler & Friedman 1970, Souther, o.J.), oder es handele sich um ein Zusammentreffen all dieser Faktoren (Friedrich & Boriskin 1978, Solomons 1979, Gil 1970). Andere ForscherInnen weisen darauf hin, daß auch die umgekehrte Richtung der kausalen Verkettung möglich sei, d.h., daß viele Formen von Kindesmißhandlung Schädel-Hirn-Traumata verursachen, die ihrerseits eine intellektuelle Beeinträchtigung zur Folge haben (Diamond & Jude 1983, Elmer & Gregg 1967, Caffey 1974, Appelbaum 1980), oder daß Mißhandlung mit Vernachlässigung, Armut und schlechter Ernährung verknüpft sei, was wiederum in Zusammenhang mit einer Verminderung des intellektuellen Potentials stehe (Starr et al. 1984).

Der Konsens unter diesen AutorInnen besteht darin, daß, was auch immer die Basis für die Beziehung sei, Kinder mit Entwicklungsstörungen einem höheren Risiko ausgesetzt sind, physisch mißhandelt zu werden, als andere Kinder (siehe Martin et al. 1974, Alexander 1979 für einen umfassenden Überblick über diese Literatur). Obwohl es keine Forschung gibt, die die Beziehung zwischen sexuellem Kindesmißbrauch und entwicklungsbedingter Behinderung empirisch belegt, schlossen viele der zuvor genannten Studien den sexuellen Mißbrauch in ihre Definition von Mißhandlung *(abuse)* mit ein. Martin et al. (1974, S. 40) stellen fest: „Während sexuelle Übergriffe nur selten in Berichten über mißhandelte Kinder (gewöhnlich kleine und sehr junge Kinder) vermerkt werden, können wir davon ausgehen, daß mit zunehmendem Alter die Wahrscheinlichkeit sexuellen Mißbrauchs in einer Familie, in der Gewalt und körperliche Übergriffe vorkommen, ansteigt." Ohne Beweis dafür, daß eine geistige Behinderung Kinder vor sexuellem Mißbrauch schützt, muß angenommen werden, daß Mädchen und Jungen mit intellektueller Beeinträchtigung einem mindestens ebenso großen Risiko unterliegen wie andere Kinder.

Gemäß der neuesten landesweiten Studie über die Verbreitung von Mißbrauch für den Badgley-Report würde dies bedeuten, daß mindestens 39% der Mädchen und 16% der Jungen mit Entwicklungsstörungen sexuell mißbraucht werden, bevor sie 18 Jahre alt sind.[4]

Es gibt eine beträchtliche Menge Belege dafür, daß Kinder und Jugendliche mit Entwicklungsstörungen einem hohen Risiko, sexuell mißbraucht zu werden, unterliegen. Von einigen AutorInnen wurde dokumentiert (z.B. Shuker 1980, zit. n. Longo & Gochenour 1981), daß im Gefängnis einsitzende Sexualstraftäter nach eigenen Aussagen ihre Opfer aufgrund der von ihnen beobachteten Schutzlosigkeit aussuchten. Ein größeres Männermagazin informierte einmal seine Leser, daß „geistig zurückgebliebene" Mädchen eine ideale Zielgruppe für sexuellen Mißbrauch seien, weil sie nicht in der Lage wären, ihren Angreifer zu identifizieren (*Hustler*, zit. n. Sank & LaFleche 1981). Eine gründliche Ausarbeitung des Konzepts der erhöhten Vulnerabilität folgt später.

Wenn daher die Ergebnisse der Studien über die nationale Prävalenz von sexuellem Mißbrauch mit jenen verknüpft werden, die sich auf die Untersuchung von Menschen mit Entwicklungsstörungen konzentrierten, müssen wir schätzen, daß zwischen 39% (Badgley et al. 1984) und 68% (Hard 1986) der Mädchen und zwischen 16% (Badgley et al. 1984) und 30% (Hard 1986) der Jungen mit Entwicklungsstörungen Opfer sexuellen Mißbrauchs werden, ehe sie 18 Jahre alt sind. Diese Zahlen, selbst die niedrigsten, sind erschütternd und weisen deutlich auf die Notwendigkeit von Präventions- und Interventionsstrategien hin.

Wie wirkt die Behinderung als Risikofaktor?

Wenn angenommen werden muß, daß ein so großer Anteil von Kindern höchstwahrscheinlich Opfer sexuellen Mißbrauchs wird, ist es wichtig, die Gründe für diese Vulnerabilität einzuschätzen, um gezielte Prävention und Intervention leisten zu können.

Finkelhor (1984, 1986) stellte eine Theorie über sexuellen Mißbrauch vor, die postuliert, daß sexueller Kindesmißbrauch von vier Vorbedingungen abhängig ist. Erstens: Der Erwachsene muß prädisponiert für den Mißbrauch sein. Zweitens: Innere Sperren gegen den Mißbrauch müssen reduziert sein. Drittens müssen äußerliche (soziale) Hemmungen abgebaut und viertens schließlich der Widerstand und die Schutzmechanismen des Kindes überwunden werden. Die Tatsache der Behinderung eines Kindes müßte wahrscheinlich nur in den letzten drei Stadien mitbedacht werden, mit Nachdruck bei den letzten beiden. Der Mißbrauch egal welchen Kindes bedarf eines Täters, der ein Kind mißbrauchen will.[5]

Dieses Vier-Faktoren-Modell wurde von Russell (1987) um strukturelle Faktoren erweitert, unter denen diese Vorbedingungen in unserer Gesellschaft erzeugt werden (s. Abb. 2). Es ist lohnend, sich näher mit diesen Ausführungen zu befassen, will man die erhöhte Vulnerabilität von Kindern mit intellektueller Beeinträchtigung erklären. Hier werden nur jene Aspekte des Modells erwähnt, von denen anzunehmen ist, daß sie sich bei Kindern mit Entwicklungsstörungen und bei Kindern ohne Behinderungen unterschiedlich auswirken. Bei allen anderen Aspekten wird vermutet, daß deren Auswirkung nicht in Zusammenhang mit der Behinderung steht. Wir werden sehen, daß die Tatsache der Behinderung des Kindes dazu führen kann, den Täter in seinen Vorstellungen zu bestärken und ihm hilft, den Übergriff zu entschuldigen oder zu rechtfertigen. Außerdem kann – aus der Perspektive von Mädchen und Jungen als Opfer betrachtet – die Behinderung sie indirekt in eine Situation versetzen, die sie physisch oder emotional besonders verwundbar macht.

Die Reduzierung der inneren Hemmungen des Täters kann durch verschiedene Einstellungen zu Kindern und sexuellen Beziehungen mit ihnen, wie sie in der Gesellschaft vorherrschen, begünstigt werden. Diese Haltungen werden durch Mythen verschärft, die in der Gesellschaft über Menschen mit geistigen Behinderungen kursieren. Zum Beispiel kann die Rationalisierung mancher Erwachsener, daß einem Kind durch sexuelle Aktivität kaum Schaden zugefügt werde, noch weiter ausgedehnt werden, wenn der Erwachsene glaubt, daß Kinder mit intellektueller Beeinträchtigung „gar nicht wissen, was geschieht" (Burgess et al. 1978) oder daß es sie ohnehin nicht berühren würde (Women against Rape, o.J.). Darüber hinaus werden, ebenso wie die Auffassung von Frauen und Kindern als Ware ihre Ausbeutung zu rechtfertigen versucht (Rush 1980), Menschen mit Entwicklungsstörungen von einigen als Untermenschen betrachtet (Morgenstern 1973) und daher als weniger wert als andere Frauen und Kinder. So würde der Prozeß der Dehumanisierung, in dem die Person in ein Objekt oder etwas, das nicht menschlich ist, verwandelt wird, die Hemmungen gegen Übergriffe reduzieren.

Die Reduzierung von sozialen Hemmungen kann durch Einstellungen oder bestimmte Situationen erfolgen. Pornographie, die den Mißbrauch an Mädchen mit Down-Syndrom befürwortet, weil niemand ihnen glauben würde *(Hustler)*, zeigt wenig Einfühlungsbereitschaft für das kindliche Opfer und könnte Auswirkungen auf die Haltung gegenüber Kindern mit Entwicklungsstörungen haben, indem sie negative Stereotype erzeugt oder verstärkt. Das Machtungleichgewicht zwischen Erwachsenen und Kindern, das die Hemmungen vor sexuellen Aktivitäten mit einem Kind herabsetzen kann, wird sogar noch vergrößert, wenn es sich um Mädchen und Jungen handelt, die emotional vernachlässigt oder von vielen Erwachsenen abhängig sind. Während sogenannte normale Kinder nur von einer begrenzten Anzahl von Erwachsenen abhängig sind (LehrerInnen, Eltern), können Kinder mit Entwicklungsstörungen durch die Notwendigkeit besonderer Pflege und anderer Leistungen einer viel größeren Anzahl von Erwachsenen ausgesetzt sein, unter deren Kontrolle sie stehen (Watson 1984, Murphy & Della Corte 1987, Hyman 07/87). Allein die größere Anzahl von erwachsenen Pflegepersonen kann die Wahrscheinlichkeit erhöhen, daß sich darunter ein Mißbraucher befindet. Darüber hinaus kann die Abhängigkeit von Erwachsenen bei Kindern mit intellektueller Beeinträchtigung noch besonders gefördert werden (Watson 1984). Ein fügsames, abhängiges Kind ist leichter zu versorgen als ein rebellisches, unabhängiges. Wie Butler (1980) hervorhebt: Gute (brave) Kinder sind gute Opfer.

Finkelhor and Associates (1986) haben, basierend auf einer sorgfältigen Überprüfung der Literatur über Inzest und außerfamilialen Mißbrauch (s. Abb. 3), die umfassendste Aufstellung von Risikofaktoren für Kinder erarbeitet. Dabei muß vermerkt werden, daß keine von den Studien, aus denen diese Risikofaktoren hergeleitet wurden, Menschen mit intellektueller Beeinträchtigung erwähnen. Es wird angenommen, daß die Faktoren, die das Risiko des Mißbrauchs für „normale" Kinder erhöhen, genauso auf Kinder mit Entwicklungsstörungen zutreffen. Außerdem wird behauptet, daß die Tatsache einer entwicklungsbedingten Behinderung ein Kind in vielen Fällen einem höheren Mißbrauchsrisiko aussetze, und zwar aus Gründen, die nur indirekt in Beziehung zu seinen intellektuellen Fähigkeiten stehen.

1. Das Kind ist emotional vernachlässigt

Emotionale Vernachlässigung könnte möglicherweise eintreten, wenn ein Kind von seiner Familie getrennt wird, ohne daß für Pflege und Zuwendung oder eine fördernde Umgebung gesorgt wird, oder wenn ein Kind daran gehindert wird, Freundschaften und Kontakte außerhalb der Familie zu schließen. Die Entfernung von Kindern mit Entwicklungsstörungen aus ihren eigenen Familien – weil unterstützende soziale Dienste nicht verfügbar sind – und ihre Unterbringung in Pflegeheimen, Gruppenheimen oder anderen Institutionen könnte in einigen Fällen eine Situation schaffen, in der das Kind emotional unterversorgt ist. Andererseits mögen einige Familien nicht in der Lage sein, mit einem „besonderen" Kind zurechtzukommen und zu Hause eine Atmosphäre zu schaffen, in der das Kind eine angemessene Förderung und Fürsorge erhält. Es ist bereits dargelegt worden, daß Mädchen und Jungen mit intellektueller Beeinträchtigung einem größeren Risiko der physischen Mißhandlung und Vernachlässigung in ihrem Zuhause ausgesetzt zu sein scheinen als andere Kinder (Martin et al. 1974, Alexander 1979). Demzufolge könnte man schließen, daß die Wahrscheinlichkeit, daß ein Kind mit intellektueller Beeinträchtigung aus seiner Familie herausgenommen wird, größer ist als bei einem Kind ohne Behinderung. Szymanski und Jansen (1980) weisen darauf hin, daß einige Kinder mit Entwicklungsstörungen ein größeres Bedürfnis nach Zuwendung haben mögen, das zu erfüllen für Eltern schwieriger ist. Cole (1986) beschreibt zwei typische Tendenzen von Familien mit Kindern mit intellektueller Beeinträchtigung, nämlich entweder distanziert zu reagieren oder die Kinder mit Zuneigung zu überschütten. Diese Verhaltensmuster können bei einem Kind eine höhere Vulnerabilität erzeugen.

2. Das Kind ist sozial isoliert

Dieser Risikofaktor wurde ursprünglich konzipiert, um die rein geographische Isolation von Kindern in ländlichen Gebieten mit einzubeziehen, bei denen man gewöhnlich feststellte, daß ihr Risiko größer war als das von Kindern in städtischer Umgebung (Summit & Kryso 1978, Finkelhor 1984, Russell 1986). Finkelhor (1979, 1986) hat vorgeschlagen, daß der Begriff soziale Isolation im weitestmöglichen Sinn verwendet wird und die Isolation von Gleichaltrigen, die Isolation „bedingt durch Armut, Familienkonstellationen, Schüchternheit oder ein ungewöhnliches Wertesystem" (1979, S.149) miteinbeziehen solle. Die Familie eines Kindes mit entwicklungsbedingter Behinderung mag nicht in der Lage sein, sich Zugang zu den unterstützenden sozialen Diensten zu verschaffen, die für sie notwendig sind, um mit der Situation zurechtzukommen. In anderen Fällen mag die Familie von allen abgeschnitten sein, mit Ausnahme der professionellen HelferInnen, die dafür bezahlt werden, sich mit ihnen zu beschäftigen. Beide Situationen isolieren sie und setzen ihre Kinder einem größeren Risiko aus.

3. & 4. Das Kind kennt und liebt den Erwachsenen

Praktisch alle Kinder werden vor Fremden gewarnt; nur mit wenigen wird über das Risiko des Mißbrauchs durch jemanden, den sie kennen und dem sie vertrauen, gesprochen (Summit 1983). Tatsache ist, daß Kinder mit größerer Wahrscheinlichkeit von jemandem sexuell mißbraucht werden, den sie kennen (Finkelhor 1979, 1986, Russell 1984, Conte & Berliner 1981). Früher vorgestellte Studien, die den Mißbrauch von Kindern mit intellektueller Beeinträchtigung untersuchen, verweisen darauf, daß diese sogar noch eher von einem Verwandten oder einer Pflegeperson belästigt werden (Hard 1986, Ryerson 1984). Eine größere Anzahl von Kindern mit Entwicklungsstörungen sind wegen der Notwendigkeit persönlicher Pflege über einen längeren Zeitraum von Erwachsenen abhängig (Varley 1984), und eine größere Anzahl erhält spezielle Hilfeleistungen, die ihnen von einem Erwachsenen, dem sie vertrauen, geboten werden (z.B. Busfahrer, Sonderschullehrer und Mitarbeiter von Wohneinrichtungen; Watson 1984, Baladerian, o.J., Murphy & Della Corte 1987). Daher könnte das Mädchen oder der Junge mit einer Behinderung dem Risiko des Mißbrauchs durch einen bekannten Erwachsenen verstärkt ausgesetzt sein. Im Falle einer schwereren Behinderung erwähnten verschiedene AutorInnen, daß Kinder Angst haben könnten, die lebensnotwendige Fürsorge, die sie brauchen, nicht mehr zu erhalten, wenn sie sich wehren oder von dem Mißbrauch berichten (PACER 1986).[6] Da viele dieser Erwachsenen eine integrierende Funktion im Leben des Mädchens/Jungens erfüllen, ist es wahrscheinlich, daß diese eine starke emotionale Bindung zu ihnen entwickeln. Obwohl dies in den meisten Fällen eine positive Situation ist, könnte die größere Anzahl von Pflegepersonen und die erhöhte Abhängigkeit von ihnen zu einer erhöhten Verwundbarkeit des Kindes mit entwicklungsbedingter Behinderung beitragen.

5. Das Kind ist den Verlockungen, die ihr/ihm von einem Erwachsenen angeboten werden, ausgesetzt

Viele Kinder sind einem erhöhten Mißbrauchsrisiko ausgesetzt, weil sie sich Dinge, Essen oder andere Belohnungen wünschen, die ihnen der Täter anbietet. Kinder, die arm und bedürftig sind, die mit wenig persönlichem Eigentum in eine Einrichtung kommen oder die nur wenige Freiheiten genießen, sind wahrscheinlich diesen Verlockungen eher zugänglich. Ein Beispiel hierfür wurde in einer alten Studie über Sexualität in institutionellen Einrichtungen gefunden, die beiläufig erwähnte, daß einige heranwachsende Mädchen Gruppen von Jungen sexuelle Gefälligkeiten erwiesen hatten, einzig und allein um die Belohnungen zu bekommen, die ihnen angeboten worden waren (Edgerton & Dingman 1964, Mitchell 1985). Obwohl vielen Kindern verboten wird, Süßigkeiten und Geschenke von Fremden anzunehmen (was sie nicht daran hindern wird, sie von ihnen bekannten Erwachsenen zu nehmen), wird diese kleine „Schutzstrategie" Kindern mit Entwicklungsstörungen nicht zwangsläufig beigebracht. Wie wir später beim Thema Prävention sehen werden, sind die meisten Kinder mit intellektueller Beeinträchtigung nicht darauf vorbereitet, sich auch nur in geringstem Maße selbst zu schützen. Deshalb besteht die Möglichkeit, daß sie für Bestechung durch Erwachsene empfänglicher sind. Hinzu kommt, daß Mädchen und Jungen mit Entwicklungsstörungen Schwierigkeiten haben könnten, die Tricks zu durchschauen, die Erwachsene benutzen, um sie zu manipulieren. (PACER 1986, Watson 1984, Baladerian, o.J.)

6. Das Kind fühlt sich hilflos und machtlos

Kinder mit Entwicklungsstörungen werden „besonders dazu erzogen zu gehorchen, höflich, 'nett zu Erwachsenen' zu sein und (zu) tun, was ihnen gesagt wird" (Baladerian, o.J., S.3). Es wurde postuliert, daß die Situation äußerster Abhängigkeit von Erwachsenen und die Erwartungshaltung, daß Kinder mit intellektueller Beeinträchtigung ohnehin versagen, „erlernte Hilflosigkeit" schaffe (Vigilanti, o.J.). Manchmal seien Eltern überängstlich, so daß den Kindern das Gefühl ihrer eigenen Stärke, das andere Kinder besitzen, fehle (PACER 1986). Hinzu komme das Fehlen von Beziehungen zu Gleichaltrigen, so daß die Entwicklung einer gesunden Selbstachtung möglicherweise nicht erfolge (Moglia 1986). All diese Faktoren könnten dazu führen, daß Kinder mit einer Behinderung, denen vermittelt wurde, daß sie anders seien und Schutz brauchen, sich machtlos fühlen.

7. Das Kind weiß nicht, was geschieht

Das Versäumis, den Kindern angemessene Informationen über Körper und Sexualität zu vermitteln, ist seit mehreren Jahren in Beziehung zu einem höheren Mißbrauchsrisiko gesetzt worden. Praktisch alle Präventionsprogramme haben einen Informationsteil zu diesem Bereich. Im Falle von Mädchen und Jungen mit Entwicklungsstörungen haben einige AutorInnen darauf hingewiesen, daß Eltern und andere Pflegepersonen ihren Kindern jegliche Sexualität absprachen (Moglia 1986, Rose 1986, Forchuk et al. 1984, Goodman 1973), so daß sie wenig oder gar keinen Zugang zu sexueller Aufklärung haben (Hard 1986, Blomberg 1986, Sengstock & Vergason 1970). Demzufolge ist dies ein Bereich, in dem Kinder mit Entwicklungsstörungen besonders vulnerabel sind. Wenn sie nicht verstehen, was ihnen geschieht, werden sie wahrscheinlich auch nicht wissen, daß sie „nein" sagen können. Wenn sie nicht hinreichend über ihren Körper informiert sind, dürften sie darüber hinaus Schwierigkeiten haben, verstanden zu werden, wenn sie versuchten, jemandem von einem Mißbrauch zu erzählen.

8. Das Kind ist sexuell unterdrückt und sexuell neugierig

Alle Faktoren, die unter Punkt 7 erwähnt wurden, haben die zusätzliche Wirkung, Bedingungen zu schaffen, unter denen gesunde sexuelle Neugier und Entdeckung nicht ermutigt werden. Das ist häufig sogar noch deutlicher im institutionellen Rahmen, in dem einvernehmliche sexuelle Aktivität (Küssen eingeschlossen) bestraft oder unterbunden wird (Coleman & Murphy 1980). „So haben retardierte Jugendliche wenig Gelegenheit, ihre sexuelle Neugier und ihre sexuellen Bedürfnisse, die unter anderen Umständen völlig normal sein können, zu befriedigen. Deswegen können sie leicht Opfer sexueller Ausbeutung werden." (Szymanski & Jansen 1980)

9. Zwang

Es gibt keinerlei Beweise, daß für Kinder mit intellektueller Beeinträchtigung die Gefahr der Nötigung größer ist als für andere. Es kann jedoch für den Täter einfacher sein, Druckmittel wie Täuschung, Tricks, Manipulation, Bestechung, Einschüchterung zu benutzen oder das Mädchen/ den Jungen mit Entwicklungsstörungen derart zu bedrohen, daß sie/er sich fügt. Es ist wichtig zu betonen, daß sexueller Kindesmißbrauch nicht von physischer Gewalt begleitet sein muß.

Im Falle physischer Kindesmißhandlung scheint es, daß gewisse Faktoren, die mit dem Umstand der Behinderung verbunden sind, auf die eine oder andere Weise Mißhandlung fördern, wie die Belastung der Eltern durch die Versorgung (z.B. Sandgrund et al. 1974) oder deren unrealistische Erwartungen (Morse, Sahler & Friedman 1970). Bei sexuellem Mißbrauch scheint es nicht die tatsächliche Behinderung zu sein, die die Vulnerabilität erzeugt, sondern eher die Erziehung, die das Kind erhalten hat, die Art der Bildung (oder deren Fehlen) und die Umgebung, in der sich Kinder mit Entwicklungsstörungen befinden und die das Risiko sexuellen Mißbrauchs erhöhen. Mit anderen Worten: Die Gesellschaft hat eine Situation geschaffen, in der Kindern mit entwicklungsbedingter Behinderung beigebracht wird, „gute Opfer" zu sein.

3. KAPITEL

Sexuellen Mißbrauch erkennen

„Die Wahrnehmung, daß ein Kind sexuell mißbraucht wurde, hängt von der individuellen Bereitwilligkeit ab zu akzeptieren, daß eine derartige Tatsache gegeben sein kann." (Sgroi 1975, S. 20, zit. n. Summit 1983, S. 116) Diese Beobachtung war und ist leider immer noch in vielen Fällen eine zutreffende Darstellung der Situation in medizinischen und anderen Berufen. Heute, da die Menschen anfangen, sich mit sexuellem Mißbrauch an Kindern mit Behinderungen zu befassen, wird vermutlich eine ähnliche Reaktion eintreten. So wie Freud sich selbst nicht eingestehen konnte, daß der sexuelle Mißbrauch an Töchtern durch ihre Väter weit verbreitet war (Rush 1980, 1983), wollen viele Menschen nicht akzeptieren oder glauben, daß Kinder mit Behinderungen zu Opfern werden (Cole 1986). Darüber hinaus schaffen Mythen über die Sexualität behinderter Menschen eine Atmosphäre, in der die Leugnung des Problems relativ wahrscheinlich ist.

Mythen über Menschen mit geistigen Behinderungen gibt es in Fülle. Für manche sind sie geschlechtslose Wesen, die ihr Leben lang asexuell und kindlich bleiben werden (Rose 1986, Szymanski 1977, Cole 1986). Zusammen mit den sexistischen Mythen, daß sexueller Mißbrauch etwas mit Sex zu tun habe und daß Menschen mit Entwicklungsstörungen sexuell nicht attraktiv seien und die Täter sie demzufolge nicht als mögliche Zielgruppe betrachten (WAR, o.J.), erzeugen diese Mythen eine Atmosphäre, in der Menschen sich nicht vorstellen können, daß jemand ein Kind mit intellektueller Beeinträchtigung sexuell mißbrauchen würde. Paradoxerweise gibt es auch andere Mythen, die besagen, daß Menschen mit Entwicklungsstörungen „einen übermäßig starken Sexualtrieb haben und unfähig sind, ihre sexuellen Impulse zu beherrschen" (Szymanski 1977, S.113f.). Es sollte vermerkt werden, daß dies eines der Argumente von Einzelpersonen und Gruppen in der eugenischen Bewegung für die Sterilisierung aller Menschen darstellte, die mit dem Etikett geistig behindert versehen waren (Rioux 1979). Obwohl sich diese Betrachtungsweise vor allem auf Erwachsene bezog, ist es vorstellbar, daß einige sie auch im Hinblick auf Kinder für zutreffend erachten. Wie bereits erwähnt, gibt es den Mythos des verführerischen Kindes in der Literatur über sexuellen Mißbrauch, vor allem in der psychoanalytischen Forschung. Es besteht kein Grund, anzunehmen, daß deren AutorInnen dieselbe Logik (oder deren Fehlen) nicht auch auf Mädchen und Jungen mit Entwicklungsstörungen anwenden würden. Ein Beispiel für den Mythos vom verführerischen Kind wurde sogar in einem Buch gefunden, das sich mit den speziellen Beratungsbedürfnissen besonderer Gruppen beschäftigt, einschließlich jener mit entwicklungsbedingten Behinderungen (Johnson & Kempton 1981).

Es ist von entscheidender Bedeutung, daß Eltern, Professionelle und andere HelferInnen begreifen, daß sexueller Mißbrauch an Mädchen und Jungen geschieht, weil diese nicht die Macht haben, Widerstand zu leisten, und daß alle Kinder in einer mehr oder weniger machtlosen Position sind. Diese Situation nutzt der Täter in seinem Sinne aus. Deshalb muß sexueller Mißbrauch immer in Betracht gezogen werden, wenn die Symptome oder Verbalisierungen des Kindes darauf hinweisen.

Symptome sexuellen Kindesmißbrauchs

Es gibt viele Möglichkeiten, sexuellen Mißbrauch zu erkennen – sie reichen von der völlig eindeutigen Art, wenn Erwachsene ZeugInnen des Kindesmißbrauchs werden, bis zu subtilsten Verhaltensänderungen. All diese Möglichkeiten werden im Hinblick auf die Entdeckung des Mißbrauchs an Kindern mit Entwicklungsstörungen erörtert werden.[7]

Entdeckung des Mißbrauchs

Burgess & Holmstrom (1978) diskutieren die Möglichkeit, daß in einigen Fällen ein Elternteil oder jemand anders ZeugIn des Mißbrauchs wird. Obwohl dies relativ selten zu geschehen scheint, zum Beispiel durch die unerwartete Ankunft einer/eines Erwachsenen, kann diese Situation im Falle von sexuellem Mißbrauch in Institutionen eher gegeben sein. Duffet (06/87) berichtete in einem Gespräch mit der Autorin, daß einige Frauen mit Entwicklungsstörungen, die Kontakt zum Rape Crisis Centre aufgenommen hatten, erzählten, sie seien Zeuginnen sexuellen Mißbrauchs anderer Personen in ihren Institutionen geworden. Es scheint, daß sich die Täter in diesen Einrichtungen keine Sorgen um ZeugInnen des sexuellen Mißbrauchs machten, weil sie überzeugt waren, daß diesen niemand glauben würde. Da die Begründung für diese Art des Verhaltens reine Mutmaßung ist (derartige Vorfälle werden in der Literatur nicht berichtet oder erklärt), sollten derartige Situationen unbedingt untersucht werden. Würde diesen ZeugInnen Glauben geschenkt und ihre Kompetenz zur Aussage anerkannt, würde die Strafverfolgung wegen der mangelnden Vorsicht der Täter erheblich erleichtert werden.

Mündliche Enthüllungen

Der nächstbeste Anhaltspunkt für sexuellen Mißbrauch (wenn man nicht direkte/r TatzeugIn wird) ist der mündliche Bericht eines Mädchen/Jungen, daß jemand sie/ihn berührt oder dazu gebracht hat, einen Erwachsenen in sexueller Weise zu berühren. Jedoch muß berücksichtigt werden, daß verbale Enthüllungen nicht allen Kindern möglich sind. Mian et al. (1986) berichten, daß es sich bei einem Drittel der Mädchen und Jungen, die wegen sexuellen Mißbrauchs in ein Krankenhaus in Toronto eingeliefert worden waren, um Kinder unter sechs Jahren gehandelt habe. Sehr junge Kinder verfügen möglicherweise noch nicht über die erforderlichen verbalen Fähigkeiten, den Mißbrauch zu enthüllen. Ausserdem erzählt nur eine Minderheit der Kinder im sprachfähigen Alter jemandem klar und deutlich von einem Mißbrauch, insbesondere wenn er zum ersten Mal geschieht (Finkelhor 1979, Burgess & Holmstrom 1978). Heimlichkeit ist ein entscheidender Teil der Dynamik von Kindesmißbrauch (Summit 1983, Burgess & Holmstrom 1978, Sgroi 1982).

Gewöhnlich droht der Täter dem Mädchen/Jungen physischen Schmerz oder schreckliche Konsequenzen für sie/ihn und die Familie an, wenn das „Geheimnis" bekannt gemacht wird (Rose 1986, Sgroi 1982, Summit 1983). Beispiele extremer Bedrohung von Kindern sind in Fülle in der Literatur zu finden, und es ist völlig klar, warum die meisten Kinder nichts sagen. Sie werden gelehrt, auf die Erwachsenen zu hören, und sie glauben den Drohungen, mögen sie Erwachsenen auch noch so weit hergeholt scheinen. Kinder mit Entwicklungsstörungen sind möglicherweise sogar noch empfänglicher für Täuschung, Bestechung und Drohung als andere Kinder (Watson 1984).

Die meisten Enthüllungen von sexuellem Mißbrauch erfolgen in einer Form, die viele Erwachsene daran hindert, die Information zu akzeptieren. Summit (1983) hat viele seiner Schriften der Erklärung dieses Phänomens gewidmet. Er vermutet, daß Erwachsene dem Mädchen/Jungen ihre eigenen auf falschen Voraussetzungen basierenden Erwartungen, wie sie reagieren sollten, auferlegen (z.B. sie sollten sofort davon erzählen, sich wehren). Das Kind wiederum steht unter dem starken Druck, das Geheimnis unter keinen Umständen zu enthüllen. Wenn trotzdem eine Enthüllung geschieht, dann ist sie meistens „verzögert", d.h., sie erfolgt lange nach dem oder den Übergriffen oder ist „widersprüchlich" und/oder „nicht überzeugend", zum Beispiel wenn sie zu einem Zeitpunkt oder in einem Kontext erfolgt, den die/der Erwachsene für völlig unangemessen hält. Doch die Situation wird noch komplizierter; selbst wenn dem Kind geglaubt wird und Maßnahmen getroffen werden, besteht die „normale" Weiterentwicklung des Mädchens/Jungen und die psychische Verarbeitung des Traumas darin, die Enthüllung zurückzunehmen, wenn ihnen klar wird, welche Verwüstung die Aufdeckung des Mißbrauchs in ihrem eigenen und dem Leben anderer angerichtet hat (Summit 1983). Hyman (17/07/87) glaubt, daß Kinder mit intellektueller Beeinträchtigung ihre Aussage sogar noch eher widerrufen und sagen, daß der Mißbrauch nie stattgefunden habe. Sie könnten größere Angst haben, von ihrer Familie getrennt leben zu müssen. Sie könnten durch Versuche der Familie, ihre Glaubwürdigkeit in Frage zu stellen, eingeschüchtert sein. Was auch der Grund sein mag, Hyman betont, daß der Widerruf ein normaler Teil des Prozesses ist, der auf sexuellen Mißbrauch folgt.

Die Aussagen von Kindern und Jugendlichen mit Entwicklungsstörungen sind bis jetzt noch nicht wissenschaftlich erforscht oder klinisch belegt worden. Die Beobachtungen von Fachleuten, die im Präventionsbereich mit geistig behinderten Kindern und Jugendlichen arbeiten, sind daher die einzige Informationsquelle. Es wurde bemerkt, daß die Enthüllungen von entwicklungsgestörten Personen auf Menschen, die nicht informiert oder vorbereitet sind, eigenartig wirken könnten. Nach Andersons (06/87) Erfahrung können Jugendliche den Mißbrauch durch anschauliche Einzelheiten vor einer Gruppe von Menschen enthüllen, ohne größere Gefühlsbewegung zu zeigen. Duffet (05/87) bestätigt diese Beobachtung, hält dem aber entgegen, daß viele Jugendliche und Erwachsene in solchen Gruppen unter diversen Medikamenten stünden, die Auswirkungen auf ihre emotionale Verfassung haben. Diese Beobachtungen unterstützen die Behauptung, daß große individuelle Unterschiede in der Art und Weise bestehen, wie Menschen von sexuellem Mißbrauch berichten. Mit Nachdruck werden Erwachsene darauf hingewiesen, auf die Aussagen von Kindern und Jugendlichen zu hören und ihren Bedürfnissen zu entsprechen, anstatt ihnen vorzuschreiben, wie sie reagieren „sollten".

Es gibt keine genauen Schätzungen des Prozentsatzes von Fällen sexuellen Kindesmißbrauchs, bei denen das Kind jemandem direkt erzählte, was geschehen ist, obwohl Studien, die in die Vergangenheit zurückgehen, wie jene von Finkelhor (1979) und Russell (1984) zeigen, daß sehr wenige Fälle (weniger als 5%) der Polizei gemeldet werden. Es scheint ein Verschleierungsprozeß im Gange zu sein, der darauf hinausläuft, daß die Enthüllung innerfamilialen Mißbrauchs selten der Polizei gemeldet, während außerfamilialer Mißbrauch viel häufiger angezeigt wird (Russell 1983).

Es gibt auch keine genauen Angaben über die Anzahl der Enthüllungen, die Familienmitgliedern oder der Polizei von Kindern und Jugendlichen mit intellektueller Beeinträchtigung gemacht werden. Die beste verfügbare Schätzung ist diejenige aus Hards (1986) Studie über Erwachsene in einer Behinderten-Werkstatt. In dieser Studie erzählten 64% der weiblichen und 40% der männlichen Personen, die sexuell mißbraucht worden waren, jemandem davon. Obwohl nicht all diese Erfahrungen im Kindesalter gemacht wurden, sind die Zahlen dennoch interessant.

Es überrascht nicht, daß in allen Fällen von sexuellem Mißbrauch, bei denen das Opfer *nichts* sagte, der Täter ein Mitglied der Familie war (Hard 1986).

Non-verbale Enthüllungen

Burgess & Holmstrom (1983) weisen darauf hin, daß, wenn auch viele Kinder niemandem von dem Mißbrauch erzählen oder erzählen können, einige Mädchen und Jungen doch in der Lage sind, den Mißbrauch non-verbal mitzuteilen. So zum Beispiel, indem ein Mädchen ohne Kleider nach Hause kommt, über Nacht verschwindet oder in sehr jungem Alter schwanger wird. Weniger augenscheinliche, aber trotzdem bedeutsame Anhaltspunkte bilden Anzeichen von Bestechung wie Anhäufung von Geld oder Süßigkeiten. Kinder, die Angst haben, davon zu erzählen, den Mißbrauch aber doch aufdecken wollen, malen oder zeichnen vielleicht Bilder, die ihre Mißbrauchserfahrung darstellen, um dadurch die Aufmerksamkeit auf ihre Situation zu lenken (Burgess & Holmstrom 1978). Es ist nicht bekannt, wie oft diese Signale von Kindern gegeben und wie viele davon nicht erkannt oder mißverstanden werden.

Verdeckte Zeichen und Symptome

Viele AutorInnen haben Listen von Zeichen und Symptomen veröffentlicht, die mit sexuellem Kindesmißbrauch verknüpft sind (Minnesota Dept. of Corrections 1983, Conte 1986, Watson 1984, Murphy & Della Corte 1987). Diese „Symptome werden je nach Alter des Kindes, der Art des Traumas und der Ich-Stärke des Kindes variieren" (Price & Valdiserri 1981, S. 232). Einige der Zeichen und Symptome wurden durch medizinische und psychologische Untersuchung von Kindern, die sexuellen Mißbrauch aufgedeckt hatten, erkannt. Andere, die man als „verdeckte" Fälle bezeichnet, wurden identifiziert, wenn vom Kind oder einem Elternteil ein Symptom zur Behandlung gebracht und bei weiterer Untersuchung sexueller Mißbrauch als Ursache erkannt wurde.

Physische Zeichen und Symptome

Einige Symptome auf diesen Listen sind rein physischer Natur wie „Infektion oder Wundsein der Genitalien" (Minnesota Dept. of Corrections

1983, S. 4), „Ausfluß aus der Vagina oder dem Penis", „Verletzungen oder Blutungen im genitalen oder analen Bereich" (Watson 1984, S. 18), „Schwierigkeiten beim Gehen", „zerrissene, befleckte oder blutige Unterwäsche" (Murphy & Della Corte 1987, S. 2) und Schwangerschaft (Sgroi 1982). Es ist klar, daß diese Symptome ziemlich eindeutig sind und immer schnelles Handeln erfordern, gewöhnlich durch medizinische Intervention.

Hunter, Kilstrom & Loda (1985) berichten, daß „genitale Symptome" die häufigsten „verdeckten" Symptome sind. Sie waren bei 36 % der verdeckten Fälle vorhanden. Eine andere Studie über Kinder, die wegen vermutetem oder festgestelltem Mißbrauch in ein Krankenhaus eingeliefert wurden, berichtet, daß 16 % der Kinder unter einem genitalen Trauma litten und 24% Infektionen aufwiesen (Rimisza & Niggemann 1982). Sie legt auch dar, daß sechs Patientinnen wegen „Symptomen einer Infektion" in die Klinik eingeliefert wurden und sexueller Mißbrauch erst anschließend entdeckt wurde.

Nicht alle Kinder, die sexuell mißbraucht wurden, weisen in der Folge derartige physische Traumata auf (Price & Valdiserri 1981). In einer kanadischen Studie fanden Mian et al. (1986) heraus, daß 24 % der Kinder unter sechs Jahren ausschließlich physische Symptome hatten, während 12 % zur Zeit der Aufdeckung physische Symptome in Verbindung mit anderen Formen von Symptomen aufwiesen. Fast zwei Drittel der Kinder wiesen keine physische Symptomatik auf. Die Forschung über sexuellen Mißbrauch an Jungen deutet darauf hin, daß diese mit etwas größerer Wahrscheinlichkeit physisch verletzt werden (Ellerstein & Canavan 1980); das ist jedoch bisher noch nicht von anderen Studien untermauert worden.

Nicht-genitale körperliche Symptome

Burgess & Holmstrom (1978) legen einen Fall dar, bei dem ein elfjähriges Mädchen mit starken Bauchschmerzen ins Krankenhaus kam. Mit dem Bekanntwerden der Schmerzen hörten das Erbrechen und die Diarrhöe auf. Als ihre Mutter sie befragte, erzählte sie, daß sie von ihrem Vater viermal vergewaltigt worden war. Hunter, Kilstrom und Loda (1985) untermauern diese Darstellung durch die Erkenntnis, daß 12 % der verdeckten Fälle sexuellen Mißbrauchs mit sehr starken „psychosomatischen" Schmerzen im Unterleib ins Krankenhaus eingeliefert wurden. Diese Daten machen deutlich, daß es falsch wäre, sich auf genitale Verletzungen als „Beweis" sexuellen Mißbrauchs zu konzentrieren.

Das Erkennen sexuellen Mißbrauchs aufgrund physischer Symptome hängt von dem Wissen der Erwachsenen ab, mit denen das Kind in Kontakt kommt. Die meisten Kinder ohne Behinderung würden zur Hausärztin/zum Hausarzt oder ins Krankenhaus gebracht, wenn sie Schmerzen oder andere spezifische Symptome zeigten. Kinder in Institutionen und viele Kinder in Wohneinrichtungen nutzen nicht das übliche medizinische Versorgungsangebot. Vielmehr besucht eine Ärztin/ein Arzt die betreffende Einrichtung. Leider kann diese Praxis zu einer weniger gründlichen Untersuchung der Symptome führen. (Krankenhäuser z.B. setzen oft ein Team ein, das auf sexuellen Mißbrauch spezialisiert ist.) Hinzu kommt, daß ein Kind, das in ein Krankenhaus gebracht wird, mit so vielen Leuten in Kontakt kommt, daß wahrscheinlich eine/r – so ist zumindest zu hoffen –, die Ausbildung erfahren hat, die sie/ihn befähigt, sexuellen Mißbrauch zu erkennen. Das in einer Einrichtung lebende Kind hingegen ist auf den Sachverstand (oder dessen Fehlen) einer einzigen Ärztin bzw. eines einzigen Arztes angewiesen. Das ist ein ernstes Problem, dem Aufmerksamkeit geschenkt werden muß.

Verhaltenssymptome

Verhaltensänderungen oder -auffälligkeiten sind wahrscheinlich am häufigsten. In der Forschung spiegelt sich das jedoch nicht wider. Gewisse Signale im Verhalten können von den Eltern unbemerkt bleiben, wenn keine anderen Symptome hinzukommen. Selbst wenn Verhaltensauffälligkeiten bemerkt werden, ist es unwahrscheinlich, daß sie den MedizinerInnen mitgeteilt werden. Die beste Liste zu Verhaltensauffälligkeiten als Indikatoren wurde von Sgroi (1982) erstellt (s. Abb. 4). Eltern und professionelle HelferInnen sind manchmal verwirrt, wenn sie mit Auflistungen dieser Art konfrontiert werden, da viele der Symptome die Folge eines anderen Traumas oder Teil einer „normalen" Phase in der Entwicklung eines Kindes sein können. Sgroi (1982) betont, daß diese Symptome, obwohl sie auf Mißbrauch deuten, kein eigenständiger Beweis für Mißbrauchs sind. Berliner (02/85) weist darauf hin, daß auf eine Konstellation von Symptomen geachtet werden solle, auf Bündel von Signalen oder Veränderungen im bisherigen Verhalten des Kindes. Conte (1986) schlägt vor, daß die Auflistungen von Symptomen als „rote Fähnchen" gesehen werden sollten, die Eltern und professionelle HelferInnen nutzen können, um festzustellen, ob ein Problem besteht. Sie sollten viel Zeit mit dem Kind verbringen, um weitere Informationen zu bekommen. Einige Verhaltensmuster von Kindern, wie „sexualisiertes Verhalten gegenüber Gleichaltrigen, Spielzeugen oder Tieren, eine sexuelle Sprache oder ein sexuelles Wissen, die neu und atypisch für das betreffende Kind sind, oder ein physisches Trauma im genitalen Bereich sind höchstwahrscheinlich durch sexuellen Mißbrauch verursacht" (S. 25f.). Er betont, daß diese Anzeichen in jedem Fall durch Eltern oder soziale HelferInnen weiter beobachtet werden sollten, um die Ursache zu ergründen. Wenn der Verdacht sexuellen Kindesmißbrauchs besteht, müsse er den zuständigen Organisationen gemeldet werden.[8]

Conte (1986) betont auch, daß „manchmal keine dieser Warnsignale auftreten und das Kind trotzdem mißbraucht worden ist." (S. 24) In einer Studie von Conte, Berliner und Schuerman (1986) stellte sich heraus, daß, während „die durchschnittliche Anzahl der nachweisbaren Signale und Symptome bei 3,5 lag", 21% der bekannten Opfer keines dieser Symptome zeigten (zit. n. Conte 1986). Mian et al. (1986) berichteten, daß 30% der Kinder unter sechs Jahren, die in Torontos Sick Kids Hospital beobachtet wurden und sexuellen Mißbrauch aufgedeckt hatten, ausschließlich Symptome im Verhalten zeigten; 12 % zeigten eine Kombination von physischen und verhaltensorientierten Symptomen, und 26% der Kinder wiesen überhaupt keine Symptome auf. Auch diese Erkenntnis widerspricht der Vorstellung, daß physische Symptome vorhanden sein müßten, um eine Anklage zu untermauern.

Es wurde auf die Schwierigkeiten hingewiesen, diese Listen von Indikatoren auf Mädchen und Jungen mit Entwicklungsstörungen anzuwenden. Davies (06/87) hat behauptet, daß viele der Symptome sexuellen Kindesmißbrauchs den Verhaltensmustern von Kindern mit Entwicklungsstörungen entsprächen, die keine Opfer von Mißbrauch waren. Cole (1986) hat ebenfalls darauf hingewiesen, daß „Anpassungsversuche und emotionale Reaktionen einer Person, deren persönliche Integrität durch einen sexuellen Übergriff negiert worden ist, denen einer Person gleichen, deren persönliche Integrität durch die Hospitalisierung verletzt wird. Aufgrund der Verweigerung von Freiheit, persönlicher Entscheidungsmöglichkeit, Privatsphäre, Verfügung über finanzielle Mittel, Unabhängigkeit und der Reduzierung des Gefühls der eigenen Stärke zeigen viele Personen, die in Institutionen untergebracht sind, äußere Charakteristika, die auf eine Mißbrauchsgeschichte hinweisen. Dies erschwert zuweilen das Erkennen." (S. 82) Bis die Forschung Belege für diese Symptomatik für alle Kinder, ungeachtet einer Behinderung, liefert, wäre es unklug, anzunehmen, daß sie keine Anwendung finden können. Berliners Einschätzungen und Richtlinien, die bereits beschrieben wurden, insbesondere die Beobachtung von Verhaltensänderungen, sind wahrscheinlich der beste Hinweis auf Mißbrauch. Klinische Daten, die in mehreren Artikeln vorgestellt werden, belegen Fälle, bei denen nach dem Übergriff Änderungen des Verhaltens, die sich mit denen auf Sgrois Liste decken, bei Opfern mit Entwicklungsstörungen aufgetreten sind (Bernstein 1985, PACER 1986, Longo & Gochenour 1981).

Verhaltensauffälligkeiten und in geringerem Ausmaß auch physische Symptome werden unbemerkt bleiben, wenn Eltern und PflegerInnen nicht wissen, worauf sie achten sollen. Wenn diese Pflegepersonen darüber hinaus negative und/oder stereotype Vorstellungen von Kindern mit Behinderungen haben, könnten sie Verhaltensweisen auf die Behinderung zurückführen, die tatsächlich jedoch die Folge sexuellen Mißbrauchs sind. Ein Beispiel dafür wäre die ständige Bezugnahme in der Literatur auf die Sexualität von geistig behinderten Menschen im Zusammenhang mit öffentlicher Masturbation und Entblößung (Simonds 1980, Coleman & Murphy 1980, Foxx 1976). Obwohl es klar ist, daß viele dieser Beispiele das Ergebnis unzureichender sexueller Aufklärung, des Fehlens an Privatsphäre und der Restriktion sexuellen Ausdrucks in Institutionen sind, wird die Möglichkeit, daß einige dieser Kinder sexuell mißbraucht worden sein könnten, niemals in Erwägung gezogen. In Tagesstätten oder einer schulischen Umgebung, wo die Kinder nicht stigmatisiert würden, wäre es ziemlich unwahrscheinlich, daß solche Verhaltenweisen bestraft oder unterbunden würden. Vigilanti (o.J.) ist die bislang einzige Autorin, die die Symptome, die von den Opfern mit intellektueller Beeinträchtigung in ihrer Praxis gezeigt wurden, zusammengestellt hat. Dazu gehörten „Regression zu infantileren Verhaltensweisen, Bettnässen, Eßstörungen, Schauspielerei, um Aufmerksamkeit heischendes oder delinquentes Verhalten, wiederkehrende physische Beschwerden, Selbstverletzung, übermäßige Masturbation, Depression, Rückzug in ein Phantasieleben oder in einen dissoziativen Zustand, häufige Infektion der Genitalien, hyperaktives und aufgeregtes Verhalten, Selbstmordgedanken oder -versuche und konversionsneurotische pseudoepileptische Anfälle" (S. 9). Selbstverständlich müssen Symptome oder Auswirkungen dieser Größenordnung angemessen behandelt werden, damit Kinder/Jugendliche heilen und ein positives Verhältnis zum Leben und zur Sexualität gewinnen.

Ergebnisse der Entdeckung/Aufdeckung sexuellen Mißbrauchs

Es wurde nachgewiesen, daß die Identifizierung „verdeckter" Symptome zur Entdeckung sexuellen Mißbrauchs und zur Aufdeckung durch Kinder führen kann. In diesen Fällen sind ÄrztInnen, Schwestern/Pflegepersonen und SozialarbeiterInnen den physischen Symptomen oder Verhaltenssignalen nachgegangen, weil sie den Verdacht auf Mißbrauch hatten, was die darauf folgende Aufdeckung glaubhaft machte. In anderen Situationen, in denen die Mädchen/Jungen ohne Unterstützung oder Aufforderung vom Mißbrauch erzählten, mag ihnen nicht geglaubt oder nicht darauf eingegangen werden. Klugerweise befragte Hard (1986) ergänzend zu ihrer Studie diejenigen Personen mit Entwicklungsstörungen, die sagten, daß sie nach dem Mißbrauch jemandem davon erzählt hatten, was nach der Aufdeckung folgte. Abbildung 5 zeigt die Ergebnisse dieser Befragung. Bemerkenswerte Unterschiede zwischen den Geschlechtern wurden offenbar. Über der Hälfte der Frauen, die Mißbrauch angaben, wurde nicht geglaubt, während den Aussagen aller Männer Glauben geschenkt wurde. Die Fähigkeit zur Aufdeckung, um eine Fortsetzung des Mißbrauchs zu verhindern, war ebenfalls an das Geschlecht der betreffenden Person gekoppelt (s. Abb. 6). Die Aufdeckung beendete den Mißbrauch bei 100% der Fälle männlicher Personen und bei 75% der Fälle von Frauen, denen geglaubt worden war. In 55% der Fälle, wo Frauen den Mißbrauch aufgedeckt hatten, ohne daß ihnen geglaubt wurde, gingen die Übergriffe weiter. Diese Studie weist darauf hin, daß Sexismus ein wichtige Rolle dabei spielt, ob einem Kind oder einer/einem Jugendlichen geglaubt wird. Hard betont nachdrücklich die Bedeutung von Schutzmaßnahmen nach der Aufdeckung, und zwar vor allem für Mädchen.

Falsche Anschuldigungen

Die zuvor diskutierten Ergebnisse verweisen auf das Problem des Vorurteils von Erwachsenen, daß Kinder und Jugendliche nicht die Wahrheit über sexuellen Mißbrauch sagen. Es muß daran erinnert werden, daß, wenn Kinder reden, sie nicht „Bericht erstatten" oder „Angaben machen", sondern einfach erzählen, was ihnen geschehen ist (Gossage 17/12/86). Und, wie bereits erwähnt, enthüllen ungeachtet der Umstände nur wenige Kinder, daß sie mißbraucht wurden. Jones (1985 zit. n. Conte 1986) untersuchte 576 Angaben von sexuellem Kindesmißbrauch und fand heraus, daß nur 8 % der Anschuldigungen falsch waren. Von diesen Falschaussagen stammte nur ein Viertel von Kindern; der Rest kam von einem Elternteil oder anderen Erwachsenen. Conte (1986) betont, daß nur wenige Fälle völlig aus der Luft gegriffen waren und schlägt vor, daß wir die Aussagen, wie wir es bei anderen Zeugenaussagen auch tun, als unterschiedlich verläßlich, voreingenommen oder genau betrachten sollten. „Es gibt keinen Beweis dafür, daß viele Kinder absichtlich falsche Angaben machen oder angemessenen Kontakt zwischen Kind und Erwachsenem als sexuellen Mißbrauch fehlinterpretieren und demzufolge eine unwahre Aussage machen." (Conte 1986, S. 13) Lefkowitz (06/87) weist darauf hin, daß es keine Wechselbeziehung zwischen Alter und Ehrlichkeit gebe; so wie einige Erwachsene lügen, lügen einige Kinder eben auch. Es sei jedoch unwahrscheinlich, daß ein Mädchen/Junge etwas erfinden könne, das außerhalb ihres/seines täglichen Bezugsfeldes liege. Sie meint, daß in einigen Fällen „falsche Anschuldigungen" entstanden, weil das Mädchen/der Junge in unangemessener Weise Pornographie ausgesetzt war, und nicht weil sie tatsächlich selbst Mißbrauch erlebt hatten. Tatsächlich war also „unangemessenes sexuelles Wissen" bei dem Kind richtigerweise festgestellt worden. Falschaussagen oder falsche Anschuldigungen vor Gericht werden als genauso häufig oder selten angenommen wie falsche Anschuldigungen bei anderen Verbrechen. Wenn sie vorkommen, erfolgte der Bericht gewöhnlich von einem Erwachsenen, nicht von einem Kind. In den meisten Fällen werden Kinder den Mißbrauch eher herunterspielen als übertreiben; deshalb entstehen Fehler bei der Aufdeckung eher durch Auslassungen als durch Falschaussagen (Lefkowitz 06/87, Croezen 06/87).

Es gibt keine Beweise, daß Kinder mit Entwicklungsstörungen bei ihren Aussagen weniger verläßlich sind als andere, obwohl Forschung hierzu fehlt. Blomberg (06/87) geht davon aus, daß sich mit verringerter (intellektueller) Funktionsfähigkeit auch die Fähigkeit zu lügen verringere. Sie meint zudem, daß Kinder und Jugendliche mit Entwicklungsstörungen, die keine weitergehenden Verhaltensauffälligkeiten haben, seltener lügen. Stigall (06/87) ging noch weiter und meinte, daß Kinder mit intellektueller Beeinträchtigung gute ZeugInnen wären, weil sie nach ihrer Erfahrung niemals lügen. Das Problem von falschen Anschuldigungen, das für Hyman (17/07/87) vordringlich ist, liegt in der Identifizierung des Täters. Sie führt aus, daß das Kind mit intellektueller Beeinträchtigung, das über den Mißbrauch befragt wird, aus Angst vor dem wirklichen Täter manchmal absichtlich einen falschen Täter benenne. In diesen Fällen wird die Tatsache des Mißbrauchs oder die Richtigkeit der Information darüber nicht bestritten; das Kind sagt einfach, daß der Täter eine andere Person sei. Das geschehe – laut Hyman – am häufigsten beim Mißbrauch durch ein Familienmitglied, vor allem durch den Vater. Hyman hat herausgefunden, daß sie durch Befragung eines Kindes über alle Aspekte des Mißbrauchs – mit Ausnahme der Frage: „Wer ist der Täter?" – eine ziemlich gute Vorstellung davon bekomme, wer der Betreffende ist. Wenn sie dann schließlich die Frage stelle, benenne das Kind seltener die falsche Person, und Hyman wisse, ob es die richtige Antwort ist. Ein Irrtum könnte in zweifacher Hinsicht von entscheidender Bedeutung sein. Erstens könnte die falsche Person wegen des Mißbrauchs festgenommen werden. Zweitens, wenn die Beweislage die Angaben des Kindes nicht untermauert, wird man annehmen, daß es über den Mißbrauch insgesamt lüge und nicht einfach nur bei der Identifizierung des Täters.

Sgroi legt die detailliertesten und weitestgehend akzeptierten Methoden zur „Glaubwürdigkeitsuntersuchung" der Fälle sexuellen Mißbrauchs vor, und obwohl sie Kinder mit intellektueller Beeinträchtigung nicht explizit miteinbezieht, wären ihre Methoden mit einigen Modifizierungen auf deren Situation ohne weiteres anwendbar (siehe Sgroi 1982 für weitere Einzelheiten). Eine solche Glaubwürdigkeitsuntersuchung ist nicht nur bei der Einschätzung der Bedürfnisse des Opfers nach Beratung entscheidend, sondern auch ein notwendiger Teil der Vorbereitung eines Gerichtsprozesses. Sgroi (1982) betont: „Die Bestimmung der Glaubwürdigkeit einer Behauptung sexuellen Mißbrauchs ist zuallererst eine Sache des Glaubens. Entweder glaubt man die Geschichte des Kindes, oder man glaubt sie nicht. Wenn man verlangt, daß eine Erhärtung der Geschichte des Kindes durch physische Beweise, ZeugInnen oder das Geständnis des Täters erfolgt, werden viele Fälle zu 'Nichtfällen' gemacht." (S. 69)

4. Kapitel

Auswirkungen sexuellen Mißbrauchs

Theorien zur Erklärung psychologischer Auswirkungen

Die Auswirkungen sexuellen Mißbrauchs auf Kinder sind in ihren Erscheinungsformen so unterschiedlich wie die Kinder selbst. Theorien über die Auswirkungen versuchen die Unterschiede zwischen Kindern und den Situationen, in denen sie sich befinden, zu erklären und vorherzusagen. Obwohl diese Theorien niemals spezifisch auf Kinder mit Entwicklungsstörungen angewendet wurden, gibt es keine Hinweise, die die Annahme stützen würden, daß die Erfahrungen dieser Kinder von den hier dargelegten Folgen abweichen würden. Wir gehen deshalb davon aus, daß die Auswirkungen von Kind zu Kind und von Situation zu Situation variieren; manchmal unabhängig von der Behinderung, manchmal teilweise von ihr abhängig.

Einige AutorInnen vermuten, daß die Auswirkungen des Mißbrauchs von einer Vielfalt von demographischen und situationsbedingten Faktoren abhängen, wie dem Alter des Opfers, ob physische Gewalt angewendet wurde oder nicht, und der Dauer des Mißbrauchs (Russell 1984, Finkelhor 1979). Finkelhor und Browne (1985) haben sich von dieser Denkweise distanziert und präsentieren statt dessen „vier Faktoren zur Psychodynamik der Traumatisierung", anhand derer sie versuchen, die Ätiologie der Auswirkungen sexuellen Kindesmißbrauchs zu erklären. Obwohl diese Theorie noch nicht empirisch überprüft wurde, bildet sie einen nützlichen Rahmen, in dem die Auswirkungen sexuellen Mißbrauchs diskutiert werden können. Jede der vier Dynamiken wird im Hinblick auf Mädchen und Jungen mit Entwicklungsstörungen vorgestellt.

1. Traumatische Sexualisierung ist ein „Prozeß, in dem die Sexualität eines Kindes (sowohl sexuelle Gefühle als auch sexuelle Verhaltensweisen) als Ergebnis sexuellen Mißbrauchs in einer entwicklungsmäßig unangemessenen und zwischenmenschlich unangebrachten sowie dysfunktionalen Art geformt wird." (Finkelhor & Browne 1985, S. 531)[9] Summit weist darauf hin, daß die Kinder wegen der extremen Heimlichkeit um den sexuellen Mißbrauch „vollkommen vom Täter abhängig sind, in welchem Maß auch immer ihr Erleben als real bewertet wird." (1983, S.181) Bei Kindern ohne Sexualaufklärung und ohne andere Informationen (das ist, wie bereits erwähnt, bei vielen Mädchen und Jungen mit Entwicklungsstörungen der Fall) ist es wahrscheinlich, daß diese Dynamik sich in gesteigerter Form zeigt.

2. Verrat ist „die Dynamik, durch die Kinder entdecken, daß jemand, von dem ihr Überleben abhängt, ihnen Schaden zugefügt hat." (Finkelhor & Browne 1985; S. 531) Da das Mädchen/der Junge mit intellektueller Beeinträchtigung mit größerer Wahrscheinlichkeit von jemandem mißbraucht wird, der sie versorgt (siehe „Die Verbreitung sexuellen Kindesmißbrauchs"), wird diese Dynamik fast immer vorhanden sein.

3. Machtlosigkeit ist der „Prozeß, bei dem ständig gegen den Willen des Kindes, gegen dessen Wünsche und Streben nach Erfolg, verstoßen wird." (Finkelhor & Browne 1985, S. 532) Diese Dynamik mag bei Kindern überbewertet sein, deren Wille, Wünsche und Verlangen nach Erfolg bereits unterminiert sind oder ignoriert werden, so zum Beispiel im Falle einiger in Institutionen lebender Kinder (Wooden 1976).

4. Stigmatisierung „bezieht sich auf die negativen Assoziationen, die Mädchen und Jungen im Zusammenhang mit ihren Erfahrungen vermittelt werden und die dann in ihr Selbstbild integriert werden." (Finkelhor & Browne 1985, S.532) Summit (1983) führt weiter aus, daß „ein Kind, das nichts über Sex weiß und dem die eigene Sexualität nicht bewußt ist und das nicht einmal Schmerz oder Beschämung durch die sexuelle Erfahrung an sich erlebt hat, dennoch von einem Gefühl des Schlechtseins und der Bedrohung durch die allgegenwärtige Heimlichkeit stigmatisiert ist." (S.181) Dies ist eine entschiedene Aussage, die die Vorstellung zurückweist, Kinder mit intellektueller Beeinträchtigung würden durch den Mißbrauch nicht berührt, wenn sie nicht wüßten, was ihnen geschieht. Diese Dynamik wäre dennoch gegeben.

Kurzfristige Auswirkungen in der Kindheit

Zahlreiche Artikel dokumentieren die Auswirkungen sexuellen Mißbrauchs auf Kinder (Friedrich & Reams 1987, Katan 1973, Bender & Blau 1937, Elonen & Zwarensteyn 1975, Blumberg 1979, Summit 1983). Die Auswirkungen, die gewöhnlich festgestellt werden, sollen hier im Hinblick auf Mädchen und Jungen mit Entwicklungsstörungen diskutiert werden.

Summit (1983) stellt eine Theorie über die Auswirkungen unter dem Titel „Child Sexual Abuse Accomodation Syndrome" (Anpassungsstörungssyndrom nach sexuellem Mißbrauch) vor, ein Begriff, „dessen Verständnis entscheidend sei, um eine Erklärung für das sich selbst verdeckende und sich selbst stigmatisierende Verhalten des Opfers zu vermitteln" (S. 197). Summit führt aus, daß sexueller Mißbrauch für die meisten Kinder kein einmaliger Vorfall sei, sondern eher ein sich wiederholendes, oft zunehmend forderndes Muster von sexuellen Ansprüchen ist. Das Ergebnis dieser fortwährenden Viktimisierung und der sie begleitenden Hilflosigkeit ist, so Summit, daß das Mädchen/der Junge versuche, ein Gefühl der Kontrolle zu entwickeln, indem sie innerliche Wege finden, mit der Erfahrung fertigzuwerden. So mag zum Beispiel ein Mädchen rationalisieren, daß sie den Mißbrauch verdient habe, weil sie schlecht sei, oder daß sie ihre jüngeren Geschwister dadurch beschütze, indem sie das Opfer des Vaters ist. Ausagieren von Wut in Form von Selbstverletzung (Summit 1983), Selbstmordversuche (Goodwin 1981, Summit 1983) und Promiskuität (Summit 1983, Silbert & Pines 1981) könnten auch vorkommen. Summit (1983) meint, daß das männliche Opfer anders reagieren könnte, weil es eine geringere Toleranz gegenüber Hilflosigkeit habe und als eine Möglichkeit, die Situation unter Kontrolle zu halten, versuche, andere zum Opfer zu machen. Summit hebt hervor, daß all diese Auswirkungen „Teil der Überlebensstrategien des Kindes" seien (S. 186).

In einer Übersicht über die ausführliche klinische und empirische Literatur berichten Browne und Finkelhor (1986), daß die häufigsten Auswirkungen, die Kinder erfahren, folgende sind: Angst, Wut und Feindseligkeit, Schuld und Scham, Depression, Beklommenheit und Verzweiflung. Unangemessene sexuelle Aktivitäten wie „öffentliche Masturbation, übermäßige sexuelle Neugier und regelmäßiges Entblößen der Genitalien" wurden ebenfalls festgestellt.

Der einzige veröffentlichte Bericht über die Auswirkungen, die Mädchen und Jungen mit Entwicklungsstörungen erfahren, stammt von Varley (1984). Er hatte drei „geistig behinderte" Patientinnen, bei denen Psychosen aus dem schizophrenen Formenkreis diagnostiziert wurden. Als die Psychosen behandelt worden waren, wurde von allen drei Frauen sexueller Mißbrauch aufgedeckt. Varley nimmt an, daß Mädchen/Frauen mit intellektueller Beeinträchtigung unzureichend auf das Erwachen ihrer Sexualität vorbereitet werden und sie deshalb weniger fähig seien, sich gegen sexuelle Angriffe zu verteidigen. Er verweist darauf, daß von allen Folgen das Auftreten eines schweren psychischen Traumas am ehesten zu befürchten sei.

Langfristige Auswirkungen bis ins Erwachsenenalter

Ein anderer Weg, die Folgen sexuellen Mißbrauchs zu untersuchen, besteht darin, jene Auswirkungen zu überprüfen, die bis ins Erwachsenenalter andauern. Normalerweise werden diese Auswirkungen untersucht, indem Erwachsene, die Opfer sexueller Gewalt wurden, im Hinblick auf verschiedene die geistige Gesundheit anzeigende Werte mit Nichtbetroffenen verglichen werden. Es wurde festgestellt, daß Erwachsene, die als Kinder mißbraucht wurden, depressiver (Bagley & Ramsay 1986, Peters 1984), selbstzerstörerischer (Briere 1984, zit. n. Finkelhor & Associates 1986, Bagley & Ramsay 1986, Herman 1981) und ängstlicher sind (Briere 1984, zit. n. Browne & Finkelhor 1986, Bagley & Ramsay 1986) und ein negativeres Selbstbild haben (Bagley & Ramsay 1985) als nicht mißbrauchte Erwachsene. Andere Auswirkungen, die dokumentiert und zusammengefaßt wurden (Browne & Finkelhor 1986) beschäftigen sich mit den Schwierigkeiten in bezug auf ihre Kinder und PartnerInnen des anderen Geschlechts. Darüber hinaus wurde wiederholt das Problem der „Reviktimisierung" festgestellt, demzufolge Frauen, die als Kinder mißbraucht worden waren, mit größerer Wahrscheinlichkeit in ihrem späteren Leben erneut Opfer von sexueller Gewalt werden (Russell 1984, Briere 1984, zit. n. Browne & Finkelhor 1986). Dieses Phänomen wurde auch von Hard (1986) bei ihrer Stichprobe von Frauen mit Entwicklungsstörungen, die sexuell mißbraucht worden waren, aufgedeckt. Ihre Daten legen nahe, daß Reviktimisierung bei männlichen Opfern weniger häufig auftritt. Hyman (17/07/87) stellte fest, daß sie äußerst selten einer Frau mit intellektueller Beeinträchtigung begegnet sei, die nur einmal zum Opfer wurde. (Siehe Russell 1986 für eine ausführliche Diskussion der Reviktimisierung.)

Zusammenfassend gesagt, können die kurzfristigen psychischen Auswirkungen sexuellen Kindesmißbrauchs bei etwa 20 bis 40% der mißbrauchten Kinder, die klinisch untersucht wurden, als „pathologisch" angesehen werden (Browne & Finkelhor 1986, S. 72). Die langfristigen Auswirkungen, die bis ins Erwachsenenalter hineinreichen, scheinen weniger als 20% der Erwachsenen, die als Kinder mißbraucht wurden, schwer zu beeinträchtigen (Browne & Finkelhor 1986). Subtilere negative Auswirkungen kurzfristiger wie langfristiger Art werden allgemein verzeichnet, finden jedoch seltener die Aufmerksamkeit von KlinikerInnen. Die Ansicht, daß sexueller Kindesmißbrauch keinen Schaden anrichte, die immer noch von einigen vertreten wird (z.B. Johnson & Kempton 1981), kann sich nicht länger auf die empirische Literatur stützen.

5. KAPITEL

Behandlung von Mädchen und Jungen, die sexuellen Mißbrauch überlebt haben

Medizinische Behandlung

Medizinische Untersuchungen sind ein entscheidender Schritt, wenn ein Kind als Opfer sexuellen Mißbrauchs identifiziert worden ist. Zunächst muß untersucht werden, ob behandlungsbedürftige Verletzungen und Infektionen vorliegen. In einigen Fällen kann eine solche Untersuchung auch den physischen Beweis des Mißbrauchs für ein späteres gerichtliches Verfahren erbringen. Da die Anzahl der Kinder mit körperlichen Verletzungen klein ist, müssen neue Techniken für die Feststellung von Geweberissen (McCauley, Gorman & Guzinski 1986) sowie gezieltere Untersuchungen auf Geschlechtskrankheiten (Silber & Contronі 1983) entwickelt werden, um selbst in Abwesenheit offensichtlicher körperlicher Symptome auf physische Beweise zu stoßen. Ein weiterer wichtiger Grund für die Untersuchung besteht darin, dem Mädchen/Jungen zu versichern, daß sie nicht dauerhaft durch den Mißbrauch „geschädigt" sind (Conte 1986).

Psychologische Behandlung

Die psychologische Behandlung des Opfers von sexuellem Kindesmißbrauch ist ein komplizierter Prozeß, der nicht nur davon abhängig ist, ob der Mißbrauch innerfamilial oder außerfamilial geschah, sondern auch von der Herangehensweise von TherapeutInnen/KlinikerInnen/SozialarbeiterInnen etc. Im Falle von innerfamilialem Mißbrauch wird gewöhnlich die gesamte Familie behandelt. Forseth und Brown (1981) verschafften sich einen Überblick über Behandlungsprogramme in den USA und stießen auf eine große Vielfalt von angewandten Programmen. Ihre Schlußfolgerung lautete, daß ein interdisziplinäres Vorgehen, das gewöhnlich Familientherapie, individuelle Therapie sowie die Therapie von Tätergruppen miteinbezieht, am effektivsten sei.[10] Die Behandlung ausserfamilialen Mißbrauchs hingegen beschränkt sich gewöhnlich auf das Opfer.

Informationen über die Behandlung von sexuellem Mißbrauch sind heute im englischsprachigen Raum allgemein verfügbar. Handbücher, auf die man Bezug nehmen kann, wie Sgroi (1982) und Burgess et al. (1978) sind die besten Informationsquellen für die Behandlung außerfamilialen sexuellen Mißbrauchs. Spezielle Bücher, wie Mayer (1983), sind ausgezeichnete Hilfsmittel für die Behandlung innerfamilialen sexuellen Mißbrauchs.[11] Doch es gibt nur wenig Information, die sich speziell auf das Kind mit intellektueller Beeinträchtigung als Opfer bezieht. Baladerian, Dankowski & Jackson (1986) haben unter dem Titel *Survivor* die einzige bekannte Sammlung von Materialien (auf zwei Leseebenen) für Kinder mit Entwicklungsstörungen als Opfer sexuellen Mißbrauchs, ihre Eltern und professionelle HelferInnen zusammengestellt, die eine ausgezeichnete Quelle zur Selbsthilfe ist. Szymanski und Jansen (1980) betonen, daß die Behandlung von Menschen mit Entwicklungsstörungen nicht grundsätzlich verschieden von der für Nichtbehinderte sein muß. Eine Studie von Johnson & Kempton (1981), die vom Titel her vielversprechend zu sein scheint, hilft überhaupt nicht weiter, da sie praktisch jeden Schaden für ein sexuell mißbrauchtes Kind abstreitet und die Ansicht unterstützt, sexuelle Übergriffe würden von Kindern provoziert. So wird zum Beispiel behauptet, daß „die Mädchen dieses Verhalten manchmal bei von ihnen geschätzten männlichen Erwachsenen ermutigen oder initiieren. Es gibt keinen Beweis für ein emotionales Trauma, das durch solche Erfahrungen entstanden ist". (S. 157) Ein Kapitel von Burgess & Holmstrom (1978) ist die einzige bekannte Studie, die sich eingehend mit den speziellen Beratungsbedürfnissen von behinderten Opfern befaßt. Die Richtlinien wurden unter Bezugnahme auf jugendliche Opfer von Vergewaltigungen entwickelt und müßten deshalb für

Kinder modifiziert werden. Diese Richtlinien (Techniken) sind so gut, daß sie hier noch einmal veröffentlicht werden (s. Abb. 7). Longo & Gochenour (1981) bieten ebenfalls einige, wenngleich nicht besonders tiefe Einblicke in die Arbeit mit behinderten Opfern von sexueller Gewalt.

6. Kapitel

Zugänglichkeit sozialer Dienste

Bisher sind keine Informationen zusammengestellt worden, die aufzeigen, welche sozialen Dienste für geistig behinderte Opfer sexuellen Kindesmißbrauchs zugänglich sind. Eine Diskussion über die Zugänglichkeit sozialer Dienste für Menschen mit schwersten Behinderungen ist nicht notwendig: Sie selbst haben keinen Zugang, besonders dann nicht, wenn sie in Institutionen leben und keine FürsprecherInnen haben. Einige Opfer besitzen gegenwärtig keine Autonomie und sind völlig von dem Wissen, der Sachkenntnis und den Wünschen ihrer PflegerInnen abhängig. Deshalb wird die Diskussion über die Zugänglichkeit jene Opfer miteinbeziehen, die Zugang zu den Standarddiensten haben könnten, wenn sie von deren Bestehen wüßten.

Es ist nützlich, die Standards von Zugänglichkeit der sozialen Dienste, die von Per-Lee (1981) in bezug auf körperliche Behinderungen entwickelt wurden, auf die Bedürfnisse von intellektuell beeinträchtigten Opfern zu übertragen. Erstens: Besteht „tatsächlicher Zugang"? Ist der soziale Dienst Menschen mit Entwicklungsstörungen absolut zugänglich, das heißt, wenn eine Person, die behindert ist, bei dem Hilfsdienst ankäme, würde ihr geholfen werden oder nicht? In eine Liste von sozialen Diensten, die nicht zugänglich sind, wären jene Stellen aufzunehmen, die wegen der bestehenden Überlastung nicht willens sind, KlientInnen mit „besonderen Bedürfnissen" oder aus einer „speziellen Gruppe" anzunehmen; jene, die Menschen mit Entwicklungsstörungen an andere Stellen verweisen, die „auf solche Probleme spezialisiert sind" (nämlich die Behinderung und nicht den Mißbrauch); jene, deren individuelle BeraterInnen „nicht wüßten, was zu tun sei oder wie sie damit umgehen sollten" und eine andere Stelle vorschlagen, etc. Der zweite Test auf Zugänglichkeit ist „wahrgenommene Zugänglichkeit". Wenn ein sozialer Dienst bereit ist, Kinder oder Jugendliche mit Entwicklungsstörungen zu akzeptieren, sich aber nicht öffentlich für diese spezielle Klientel engagiert, dann ist es wahrscheinlich, daß er als unzugänglich wahrgenommen und nur von wenigen Menschen mit Behinderungen aufgesucht wird. Per-Lee (1981) führt aus, daß viele Menschen mit Behinderungen daran gewöhnt sind, aus der Gesellschaft ausgeschlossen zu werden und demzufolge nicht annehmen, daß ein Dienst ihnen zugänglich sei, wenn sie nicht ausdrücklich darauf hingewiesen werden.

Es ist schwierig, Zugänglichkeit einzuschätzen und festzustellen, wie vielen Menschen mit Behinderungen zur Zeit (oder bislang) geholfen wird. Ein Grund dafür ist, daß die sozialen Dienste ihre KlientInnen nicht routinemäßig auf ihre körperlichen und geistigen Fähigkeiten hin befragen,[12] und so verlassen sie sich auf ihre individuelle Einschätzung der Fähigkeiten einer Person. Wenn diese nicht von einer entsprechenden Betreuungsperson begleitet wird, ihr Wohnheim oder eine Sonderschule erwähnt oder darlegt, daß eine Entwicklungsstörung vorliegt, ist die Person, die das Erstgespräch führt, eventuell nicht in der Lage, die Behinderung zu erkennen. Außerdem enthalten die meisten Anmeldeformulare keine Fragestellung, durch die die BeraterInnen aufgefordert würden, festzustellen, ob die/der KlientIn eine körperliche oder geistige Behinderung hat. Selbst wenn also das Vorhandensein einer Behinderung bekannt ist, wird der betreffende soziale Dienst nicht in der Lage sein, diese Information zu erfassen, und deshalb sind Statistiken schwer zu erstellen. Ebensowenig ist zu erwarten, daß die Beratungsstellen freiwillig Informationen preisgeben, die ihre Diskriminierungspraxis offen darlegen, es sei denn, es gäbe einen Anreiz dazu.

Zugang zu medizinischer Versorgung

Krankenhäuser sind wahrscheinlich die am ehesten zugänglichen Einrichtungen. Das Personal der Krankenhäuser ist es gewohnt, eine große Vielfalt von PatientInnen zu sehen und sich einer Vielzahl von Problemen zu widmen. Das *Hospital for Sick Children* in Toronto zum Beispiel hat sexuell mißbrauchte Kinder mit Entwicklungsstörungen behandelt. Es führt jedoch keine Statistiken über die Behinderungen der Kinder, so daß konkrete Zahlen nicht verfügbar sind. Dieses Krankenhaus hat ein eigenes Behandlungsprogramm und betreut auch geistig behinderte Opfer innerfamilialen Mißbrauchs im eigenen Haus. Dies bedeutet in den meisten Fällen eine Intervention unter Einbeziehung der gesamten Familie. In Fällen außerfamilialen Mißbrauchs werden die Opfer mit einer intellektuellen Beeinträchtigung gewöhnlich an eine spezialisierte Beratungsstelle wie *Surrey Place, West End Creche* oder *Sacred Heart* überwiesen, während eine zusätzliche Betreuung im eigenen Haus beibehalten wird. Die Abteilung *Sexual Assault* am *Women's College Hospital* in Toronto hat eine Altersbegrenzung, so daß nur Frauen über 16 Jahre behandelt werden. Nannarone (05/87) vermerkte, daß die Abteilung zwar in der Notaufnahme mit Frauen mit Entwicklungsstörungen zu tun gehabt habe, ihre Nachfolgeberatung und ihre Hilfsdienste aber bislang noch nicht in Anspruch genommen würden. Sie haben bislang noch keine Verbindung mit dem Behindertensektor aufgenommen, wären aber bereit, alle Einrichtungen für Menschen mit intellektueller Beeinträchtigung zu beraten, die sich mit dem Problem sexueller Übergriffe befassen wollen.

Es wäre naiv und vielleicht auch unethisch, medizinische Interventionen bei Kindern und Jugendlichen mit intellektueller Beeinträchtigung vorzuschlagen, ohne kurz ihre bisherigen Erfahrungen mit dem medizinischen Establishment zu erwähnen. Mißhandlung durch ÄrztInnen in Form von Übermedikation (Duffet 06/87, Sank & Lafleche 1984), Ungeduld und Herzlosigkeit (Sank & Lafleche 1984) wurden von etlichen Leuten, die in diesem Bereich arbeiten, hervorgehoben. Es wurde auch festgestellt, daß vielen weiblichen Jugendlichen mit Entwicklungsstörungen nicht die regelmäßige gynäkologische Untersuchung zuteil wurde, die für andere Mädchen die Norm ist. (Sank & Lafleche 1984) Andere wurden ohne ihre Zustimmung sterilisiert. (Rioux 1979) Es ist äußerst schmerzhaft für ein Kind oder eine/n Jugendlichen, nach einem Mißbrauch (wie auch zu jeder anderen Zeit) von jemandem untersucht zu werden, der/die nicht vorsichtig, geduldig und rücksichtsvoll ist und nicht erklärt, was er/sie gerade tut. Die Aufklärung des medizinischen

Personals über die gesundheitlichen Bedürfnisse von Menschen mit geistige Behinderung muß noch viel leisten, bis dieses Problem gelöst ist.

Der Schutz von Kindern

Schilling, Kirkham und Schinke (1986) haben vor kurzem die Literatur zur Bereitstellung von Hilfen durch das Jugendamt (das u.a. für den Schutz und die Versorgung von Kindern zuständig ist) für Kinder mit Entwicklungsstörungen durchgesehen. Sie fanden heraus, daß Kinder mit geistigen Behinderungen in den Fallberichten der SozialarbeiterInnen unterrepräsentiert sind, obwohl sie einem größeren Risiko für alle Formen von Mißbrauch und Mißhandlung ausgesetzt zu sein scheinen. Die Mehrzahl der überprüften SozialarbeiterInnen konnte sich sogar an kein einziges Kind mit Entwicklungsstörungen erinnern. Die SozialarbeiterInnen glaubten vielmehr, daß sie bereits befähigt seien, intellektuelle Beeinträchtigungen zu erkennen, und zeigten wenig Interesse an einer Fortbildung, um ihr Wissen und ihre Fähigkeiten im Umgang mit intellektuell beeinträchtigten Kindern auszubauen. Camblin (1982) berichtete, daß die Hälfte der staatlichen Angebote zum Schutz von Kindern, die er überprüfte, Daten über Behinderungen gar nicht sammelten, während die übrigen dies oft wahllos und unvollständig taten. Deshalb sind Daten über die Anzahl von Kindern mit Entwicklungsstörungen, denen Schutz gegen sexuellen Mißbrauch gewährt wurde, praktisch nicht existent. Schilling, Kirkhan und Schinke (1986) vermuten, daß dies an der „bürokratischen Trennung" der Zuständigkeit von Jugendamt und Behinderteneinrichtungen liege. Deshalb „könnten KinderschutzarbeiterInnen (Child Protection Workers, die SozialarbeiterInnen des Jugendamtes) annehmen, daß sie für behinderte Kinder nicht zuständig seien." (S.22) Den KinderschutzarbeiterInnen sollte nicht die Schuld an einer Situation zugewiesen werden, die auch bürokratische Ursachen hat, jedoch dürfte deren Fortbildung eine der erfolgversprechendsten Maßnahmen sein, um eine Änderung in Gang zu bringen.

Krents (06/87) hat berichtet, daß weniger als die Hälfte der KinderschutzarbeiterInnen im Staat New York mit den Bedürfnissen von behinderten Kindern, entweder durch ihre Ausbildung oder ihre persönliche

Erfahrung, vertraut sind. Daten über die Situation in Kanada sind nicht verfügbar, jedoch scheint sie ähnlich zu sein. Kanadische Kinderschutzarbeiterlnnen erhalten keine besondere Ausbildung, die ihre Kompetenz erheblich verbessern würde. Dies wäre kein Problem, wenn es nur hieße, daß die Betreffenden schnell dazulernen müßten. Statt dessen bedeutet es oft die schnelle Überweisung eines Kindes an eine auf die Behinderung spezialisierte Beratungsstelle, die vielleicht nicht in der Lage oder erfahren genug ist, mit Fällen von sexuellem Mißbrauch umzugehen. Die Gefahr, daß Kinder durch die Maschen fallen, ist groß (Krents 05/87). Einige Regierungen haben das Problem erkannt und versuchen, Abhilfe zu schaffen. Krents (05/87) bildet am *Lexington Centre* gegenwärtig alle neuen Kinderschutzarbeiterlnnen dahingehend aus, Kinder mit unterschiedlichen Behinderungen angemessen betreuen zu können.

Krisenzentren für vergewaltigte Frauen und Mädchen

Die Krisenzentren für vergewaltigte Frauen und Mädchen haben es normalerweise mit erwachsenen oder jugendlichen Opfern von Vergewaltigung oder Überlebenden sexuellen Mißbrauchs zu tun. Obwohl sie nicht viele Mädchen beraten, die sexuell mißbraucht worden sind, könnte ihr Beratungsansatz für Klientinnen mit intellektueller Beeinträchtigung besonders geeignet sein. Der feministische Ansatz, auf dem die Beratung der meisten Krisenzentren fußt, zielt darauf, den Opfern die Kontrolle zurückzugeben (Shaman 05/87). Individuelle Unterschiede zwischen Frauen werden erwartet und miteinbezogen, so daß eine Behinderung nicht als Grund zur Ausgrenzung angesehen wird (Duffet 05/87). Die Beratung wird der individuellen Frau angepaßt. Shaman (05/87) vom *Seattle Rape Relief* fordert, daß Beraterlnnen die Probleme verstehen müßten, die mit Behinderungen verbunden sind, die Kommunikationsschwierigkeiten kennen, die in einigen Fällen bestehen mögen, und über die sozialen Dienste Bescheid wissen, die in der Gemeinde vorhanden sind. Da sich einige Beraterlnnen ihrer Fähigkeit, mit Klientinnen mit Entwicklungsstörungen umzugehen, möglicherweise nicht sicher seien, wurde vorgeschlagen, Workshops von Leuten, die auf dem Gebiet geistiger Behinderung arbeiten, durchführen zu lassen, um die Zentren zu einem Ort zu machen, wo Menschen mit intellektueller Beeinträchtigung willkommen sind (Fifield 1986). Das *Toronto Rape Crisis Centre* bietet mehrere derartige Training-Workshops an (Martin 05/87, Finkler 04/87). Andere Beratungszentren mit einem eklektischen Beratungsansatz könnten ebenfalls durch Fortbildungs-Workshops größere Zugänglichkeit gewinnen.

Es gibt zwei Hauptprobleme in bezug auf die Zugänglichkeit sozialer Dienste. Das eine ist die absolute Unzugänglichkeit der Einrichtungen für bestimmte Gruppen von Menschen. Das zweite Problem scheint von der Einstellung und den Sichtweisen der Menschen, die im Bereich des sexuellen Mißbrauchs arbeiten, herzurühren. Einzelne mögen bereit sein, Überlebende mit intellektueller Beeinträchtigung zu beraten, aber glauben vielleicht nicht, daß das Opfer in das „normale" Beratungsprogramm, das die jeweilige Stelle eingerichtet hat, miteinbezogen werden kann. Obwohl dies in einigen Fällen zutreffen mag, kann diese Ansicht auch an der fehlenden Vertrautheit mit Menschen, die geistig behindert sind, liegen. Duffet (06/87) schätzte die Opfer mit entwicklungsbedingter Behinderung, denen sie im Krisenzentrum für vergewaltigte Frauen und Mädchen begegnet war, nicht so ein, als benötigten sie spezielle Dienste. Sie wurden individuell beraten und in eine Selbsthilfegruppe miteinbezogen, an der behinderte und nicht behinderte Frauen teilnahmen. Duffet berichtete, daß die Gruppe sehr erfolgreich war und wahrscheinlich im nächsten Jahr erneut stattfinden wird. Dies ist der einzige bekannte Fall eines voll zugänglichen und entsprechend wahrgenommenen Beratungsprogramms in Ontario. Diese Art der Beratung mag nicht bei allen Frauen angeraten sein, aber zusammen mit anderen Möglichkeiten könnte sie den Überlebenden von Mißbrauch eine Wahl zwischen sozialen Diensten bieten. Obwohl diese Gruppe für erwachsene Opfer von Vergewaltigung und Mißbrauch eingerichtet worden war, gibt es keinen Grund, daß bei entsprechender Planung integrative Gruppen für sexuell mißbrauchte Kinder nicht auch in anderen Behandlungszentren eingerichtet werden könnten. Kinder, die in Gruppen nicht gut aufgehoben sind, kann eine ihren Bedürfnissen angepaßte individuelle Therapie angeboten werden.

7. KAPITEL

Prävention sexuellen Mißbrauchs

Von Programmen zur Prävention von sexuellem Mißbrauch wird oft angenommen, daß sie auf Kinder abzielen, die dem Risiko ausgesetzt sind, sexuell mißbraucht zu werden; jedoch ist das nur ein Aspekt der Prävention. Finkelhor und Araji (1983) haben drei Zielgruppen für die Prävention ermittelt: 1. Kinder, 2. Eltern, 3. Berufsgruppen. Im Fall von Kindern mit Entwicklungsstörungen, kann eine vierte Zielgruppe hinzugefügt werden, die Institutionen[13], denn sie befinden sich in der einzigartigen Lage, über Angehörige zahlreicher Berufsgruppen zu verfügen, die alle mit Kindern zu tun haben. Jede Zielgruppe soll unter dem Aspekt des Kindes mit intellektueller Beeintächtigung angesprochen werden. Anderson (06/87) betont, daß es keine „Patentrezepte" für die Prävention sexuellen Kindesmißbrauchs gibt.

Kinder

Sexualerziehung

Sexualerziehung von Kindern und Jugendlichen mit Entwicklungsstörungen wird aus vielen Gründen befürwortet, von denen die Prävention sexuellen Mißbrauchs nur einer ist. (Baladerian 1976, Forchuk et al. 1984, Green 1983, Geist, Knudsen & Sorenson 1979, Sengstock & Vergason 1970). Aufklärung gilt als notwendiger Bestandteil jeder Präventionsarbeit (Davies 06/87, Anderson 05/87), vor allem, weil Informationen über Sexualität bei Menschen mit Entwicklungsstörungen besonders begrenzt zu sein scheinen (Edmonson & Wish 1975, Hall, Morris & Barker 1973, Hall & Morris 1976, Edmonson, McCombs & Wish 1979).

Unter denjenigen, die im Bereich sexueller Aufklärung arbeiten, besteht ein gewisser Konsens über die Art der Programme, die Kindern und Jugendlichen mit intellektueller Beeinträchtigung angeboten werden sollten. Als erstes muß das Mädchen/der Junge um den Körper und dessen Funktionen wissen. Mädchen und Jungen, die über den eigenen Körper aufgeklärt sind, werden eher in der Lage sein, Situationen von sexuellem Mißbrauch in einer Terminologie zu beschreiben, die verstanden wird (Baladerian 1985). Aber rein „körperliche" Information genügt nicht. Sexualerziehung sollte auch Informationen über ethische Gesichtspunkte, Rechte und Verantwortlichkeiten enthalten, die dem Alter des Kindes angemessen sind (Baladerian 1985). Eine Diskussion über Rechte und Verantwortlichkeiten könnte den Boden für spätere Diskussionen über Mißbrauch und Übergriffe bereiten.

Ein weiterer Punkt, der von Menschen, die in diesem Bereich arbeiten, betont wurde, ist, daß alle Aufklärungsprogramme zweierlei berücksichtigen müssen: Alter/Entwicklungsstand und die Funktionsebene der Kinder und Jugendlichen, für die sie bestimmt sind (Blomberg 1986). Das Programm sollte nicht eine verwässerte Version üblicher Sexualaufklärung sein, sondern eher eines, das durch erwiesenermaßen geeignete Lehrmittel wie den Einsatz von Bildern und konkreten Beispielen für Kinder mit Entwicklungsstörungen modifiziert worden ist. Aufklärungsprogramme sollten im Idealfall in den Lehrplan integriert werden oder sich über einen gewissen Zeitraum erstrecken und sowohl am Ende als auch einige Zeit danach auf den Lernerfolg hin überprüft werden.

Hard (1986) hat die Wirkung sexueller Aufklärung auf die Fähigkeit von Kindern, ihre Viktimisierung zu vermeiden, überzeugend dargelegt. Sie definierte jede Art von Aufklärung zum Thema Sexualität, die über fünf Stunden währte, als Sexualerziehung (06/87). 72% der von ihr interviewten Personen „hatten keine Sexualaufklärung durch Eltern, PflegerInnen oder die Schule erhalten". Abbildung 8 stellt dar, in welchem Maße sexueller Mißbrauch durch Sexualerziehung zurückgegangen ist. Diese Zahlen illustrieren den Einfluß von Sexualerziehung auf sexuellen Mißbrauch deutlich, insbesondere bei Frauen. Alle von ihr befragten Frauen ohne sexuelle Aufklärung waren mißbraucht worden, während dies nur bei 12% derjenigen geschah, die aufgeklärt worden waren. Sexuelle Aufklärung schlug sich auch bei Männern in einer geringeren Häufigkeit von sexuellem Mißbrauch nieder, wenngleich nicht im selben dramatischen Ausmaß.

Die Schwierigkeiten beim Aufbau von Programmen zur Sexualerziehung für Kinder wurden schon in der Vergangenheit gut dokumentiert. Doch wie Shore (1982) behauptete, „gibt es so etwas wie keine Sexualerziehung einfach nicht." (S.176) Selbst in Institutionen, wo der Informationsfluß über Sexualität äußerst eingeschränkt ist, finden Kinder Zugang zu Pornographie (Sengstock & Vergason 1970), können ZeugInnen sexuellen Mißbrauchs anderer Kinder (Duffet 05/87) oder selbst mißbraucht werden (Wooden 1976, Musick 1984). Duffet (05/87) und Hard (1986) haben beide mündlich überlieferte Daten vorgelegt, aus denen hervorgeht, daß alles, was Frauen mit Entwicklungsstörungen über Sex wußten, aus ihren eigenen Mißbrauchserfahrungen stammte. Diese Situation ist untragbar.

Selbstverteidigung

Selbstverteidigungstraining für Kinder kann sowohl körperliche wie nicht-körperliche Selbstverteidigung einschließen. Körperliche Selbstverteidigungsprogramme für Menschen mit intellektueller Beeinträchtigung wurden in der Vergangenheit vornehmlich für Jugendliche und Erwachsene angeboten (MacPherson 1984). WENDO, ein Selbstverteidigungsprogramm für Frauen bietet Kurse für alle Frauen und Mädchen über zwölf Jahre an. Diese Kurse vermittelten auch jenen Frauen mehr Kraft und Mut, die bereits Opfer von sexueller Gewalt gewesen waren.

Um an Kinder heranzutreten, wurden spezielle Programme zur Prävention von sexuellem Mißbrauch entwickelt, die die Selbstbehauptung trainieren und dafür sorgen, daß Mädchen und Jungen die verschiedenen Arten von Berührung, Nötigung und Mißbrauch kennenlernen. Während der letzten Jahre wurden mehrere Programme speziell auf die Bedürfnisse von Kindern mit Entwicklungsstörungen abgestimmt. Eine Liste all dieser Programme, die für verschiedene Kategorien von Kindern konzipiert wurden, befindet sich am Ende des Literaturverzeichnisses. Die meisten dieser Programme richten sich an Mädchen und Jungen mit leichten bis mäßigen Behinderungen. Nur eines (NO-GO-TELL) ist für

Kinder unter 6 Jahren geeignet. Da bis jetzt nur eine begrenzte Auswertung durchgeführt wurde (z.B. Fisher & Field 1985, Cowardin 1986), ist es unmöglich, bestimmte Programme besonders zu empfehlen.[14]

Viele Menschen, die im Präventionsbereich arbeiten, betonen die Notwendigkeit von Sexualaufklärung und der Förderung einer positiven Einstellung zur Sexualität vor dem Einsatz von Präventionsprogrammen, damit die Kinder nicht jede Berührung mit Angst und Ausbeutung assoziieren (Davies 05/87, Fifield 1986).

Anderson (19/05/87) und andere haben nachdrücklich darauf hingewiesen, daß, zur Überraschung vieler Eltern und Professioneller, Kinder und Jugendliche mit Entwicklungsstörungen keine Schwierigkeiten haben, komplexe Konzepte wie Manipulation und Täuschung zu verstehen, solange ihnen dies in in konkreter Form unterbreitet wird. Rollenspiele scheinen sich für Mädchen und Jungen mit Entwicklungsstörungen besonders gut zu eignen (Davies 05/87, Anderson 19/05/87). Auf diese Weise können Kindern die „Vermeidungs- und Widerstandstechniken sowie Wege, sich Hilfe zu beschaffen", vermittelt werden, derer sie bedürfen, um sich selbst vor sexuellem Mißbrauch zu schützen. (Finkelhor & Araji 1983, S.14)

Veränderungen der Umgebung

In Präventionsprogrammen wird Kindern und Jugendlichen vermittelt, wie sie sich selbst behaupten und wie sie sich an andere wenden können, um Hilfe zu erhalten. Menschen, die mit geistig behinderten Überlebenden sexuellen Mißbrauchs arbeiten, haben darauf hingewiesen, daß diese Informationen in einigen Fällen nutzlos gewesen seien, da das Mädchen/der Junge keine Möglichkeit zu ungestörtem Telefonieren gehabt habe und auch keine Gelegenheit hatte, allein mit einer/m BetreuerIn zu sein – abgesehen von demjenigen, der sie/ihn mißbrauchte (Duffet 05/87). Veränderungen in der Umgebung, um Kindern Privatheit und einen Weg zur Aufdeckung zu bieten, sind ein notwendiger Teil jedes effektiven Präventionsprogramms.

Eltern

Mütter und Väter von Kindern mit Entwicklungsstörungen können in der einzigartigen Situation sein, daß ihnen Aufklärungsprogramme angeboten werden, da sie als Gruppe an sexualkundlichen Themen interessierter zu sein scheinen als Eltern anderer Kinder (Goodman, Budner & Lesh zit. n. Johnson & Kempton 1981, S.72). In keinem bekannten Präventionsprogramm wurde bisher versucht, Väter dahingehend zu erziehen, daß sie ihre Töchter nicht sexuell mißbrauchen. Präventionsprogramme für Eltern enthalten gewöhnlich einige der folgenden Grundzüge: a) Sexualaufklärung, um falsche Informationen zu korrigieren, besonders in bezug auf ihre Kinder; b) Erläuterung der Präventionsprogramme, die ihren Kindern angeboten werden, um Eltern zu ermöglichen, ihre Kinder beim Lernen zu unterstützen. c) Information über entsprechende Signale und Symptome, um die Chancen für die Aufdeckung einer gegebenen Viktimisierung zu erhöhen. Es scheint, daß der größte Teil des Präventionsmaterials, das sich an Eltern wendet, in geschriebener Form übermittelt wird: in Form von Artikeln in Elternmagazinen (z.B. Murphy & Della Conte 1987) oder Broschüren, die an bestimmte Gruppen von Eltern verteilt wurden, z.B. an Pflegeeltern (Gil 1982). Finkelhor und Araji (1983) stellten fest, daß, obwohl es viele Filme gebe, die Mädchen und Jungen Präventionstechniken vermitteln, noch kein einziger Film konzipiert worden sei, um Eltern zu lehren, wie sie ihren Kindern Präventionstechniken weitervermitteln können. Der Bedarf für diese Form von Prävention wird in einer Studie von Finkelhor (1984) belegt, die nachweist, daß 61% der Eltern glaubten, ihre Nachbarschaft sei überdurchschnittlich sicher. Obwohl Eltern von Kindern mit intellektueller Beeinträchtigung eher als andere Eltern dazu neigen, ihr Kind als mißbrauchsgefährdet anzusehen, werden Eltern, die das Risiko ihrer Kinder nicht erkennen, weniger in der Lage sein, sie angemessen zu schützen oder die Auswirkungen zu bewältigen.

Berufsgruppen

Finkelhor und Araji (1983) zufolge müssen Professionelle, die mit Kindern arbeiten, sechs Qualifikationen erwerben: Erstens müssen sie in der Lage sein zu verstehen, welche grundlegenden Begriffe bei sexuellem Mißbrauch von Kindern eine Rolle spielen, und sie müssen ihnen diese in angemessener Form mitteilen können. Zweitens müssen sie für Signale und Symptome von sexuellem Mißbrauch sensibilisiert sein, um schnell intervenieren zu können. Drittens müssen sie in der Lage sein, ein Mädchen/einen Jungen einfühlsam zu befragen, um Informationen über einen eventuellen sexuellen Mißbrauch des Kindes zu erhalten. Viertens müssen sie wissen, wie sie auf die Aufdeckung eines sexuellen Mißbrauchs zu reagieren haben, ohne das Mädchen/den Jungen zu verletzen oder sie zum Schweigen zu bringen. Fünftens müssen sie auf aktuelle Informationen über die angemessene Behandlung und Weitervermittlung bei sexuellem Mißbrauch zurückgreifen können. Und sechstens müssen sie „in der Lage sein, die Grundzüge der Prävention" anderen weiterzugeben (S.9). Obwohl die Notwendigkeit, alle sechs Qualifikationen zu erfüllen, für Menschen, die mit geistig behinderten Kindern arbeiten, je nach Funktion differiert, könnten ihnen doch die meisten dieser Fähigkeiten in ziemlich kurzer Zeit vermittelt werden. Einige Berufsgruppen versuchen zur Zeit, sich für ihre Rolle bei der Prävention zu qualifizieren. (Als Beispiel siehe den von KindergesundheitsarbeiterInnen vorgeschlagenen Plan in Jenny, Sutherland & Sandahl (1986).)

Finkelhor und Araji (1983) verweisen auf die Wahrscheinlichkeit, daß Kinder in der Realität nur sehr wenig Einfluß darauf haben könnten, ob sie mißbraucht werden oder nicht. Deshalb ist die Ausbildung der Berufsgruppen möglicherweise das wichtigste Ziel, auf das die Präventionsprogramme ausgerichtet sein sollten. Die Vorzüge eines solchen Schwerpunkts, wie von Finkelhor und Araji vorgeschlagen wurde, wären: frühere Feststellung von sexuellem Mißbrauch, schnellere und wirkungsvollere Reaktionen auf die Aufdeckung, sofortige Unterstützung und Überweisung sowie eine Multiplikation von Präventionsmaßnahmen für Kinder und Eltern durch andere Professionelle.

Institutionen

Sexualerziehung und Präventionsprogramme

Sexualerziehung in Wohneinrichtungen wird jetzt praktisch überall als für die physische und geistige Gesundheit ihrer BewohnerInnen notwendig akzeptiert (Geist, Knudson & Sorenson 1979, Friedman 1972, Sengstock & Vergason 1970, Edmonson & Wish 1975, Hall, Morris & Barker 1973, Hall & Morris 1976, Edmonson, McCombs & Wish1979, Coleman & Murphy 1980). Viele dieser AutorInnen legten dar, daß die BewohnerInnen auf ein Leben außerhalb von Institutionen vorbereitet und auch im Hinblick auf die Sexualität unterwiesen werden sollten. Obwohl die Akzeptanz des Konzepts Sexualerziehung sich im Laufe der letzten Jahre entscheidend erhöht hat, kann sie in der Praxis sehr begrenzt und oberflächlicher Natur sein. Coleman und Murphy (1980) führen aus, daß, obwohl „ein Großteil der Einrichtungen Sexualaufklärung billigt und durchführt, nur sehr wenige den Ausdruck von Sexualität außer durch Masturbation gestatten. Diese ambivalente Einstellung wird den geistig behinderten Menschen wahrscheinlich ziemlich verwirren und könnte möglicherweise zu Verwirrung im gesamten Bereich der Sexualität führen." (S. 274f.) Coleman und Murphy (1980) stellten auch fest, daß bei den Institutionen, die sie überprüften, „feindselige Haltungen sowohl als Anfangsproblem als auch als negativer Nebeneffekt" bei der Durchführung von Aufklärungsprogrammen zur Sexualität vermerkt worden seien. Diese Widersprüche zwischen den Aufklärungsprogrammen und der allgemeinen Umgebung müssen verringert werden, wenn Kinder die Botschaft erhalten sollen, daß Sexualität eine gesunde, positive Erfahrung sein kann.

Shore (1982) hat die Variablen aufgelistet, die eine erfolgreiche Eingliederung von Sexualerziehung in die bestehenden Programme garantieren, als da sind „Engagement seitens der Administration auf höchster Ebene, Einbeziehung der MitarbeiterInnen im frühestmöglichen Stadium und die Bereitschaft, behutsam gegen den drohenden Widerstand anzugehen, der Veränderungen stets vorausgeht und sie begleitet" (S.180). Sorgfältige Planung, der Einsatz eines erprobten und anerkannten Programms, Fortbildung der MitarbeiterInnen sowie das Engagement von KlientInnen, Eltern und MitarbeiterInnen würden es erleichtern, den

Übergang von einer Institution mit einer hinsichtlich der Sexualität negativen Haltung zu einer mit positiven und gesunden Einstellungen zu vollziehen.

Überprüfung der Angestellten

Die Überprüfung von Angestellten wurde oft als die erste (oder einzige) Maßnahme angesehen, um sexuellen Mißbrauch in Institutionen zu verhindern (Dawson 06/87). Die Überprüfung auf Vorstrafen ist wahrscheinlich die am häufigsten angewandte Methode. Durch sie können verurteilte Sexualstraftäter ausgesondert werden. Leider werden, wie bereits erwähnt, nur wenige Fälle von sexuellen Übergriffen auf Kinder jemals gemeldet (beim CPS), noch weniger der Polizei angezeigt, noch weniger kommen vor Gericht, und nur eine winzige Anzahl endet mit Verurteilungen, die im Strafregister erscheinen. Deshalb werden nur wenige Täter durch eine Überprüfung der Vorstrafen ausfindig gemacht. In Ontario konnten sich ArbeitgeberInnen früher an das *Central Abuse Registry* wenden, um Angestellte zu überprüfen, doch dies ist heute nicht mehr möglich (Dawson 06/87). Wie Rose (1986) feststellte, wurden sogar trotz Überprüfungsverfahren Straftäter eingestellt. Wenn man sich auf diese Methode zur Prävention verläßt, kann großer Schaden angerichtet werden, da sie die Illusion vermittelt, Kinder vor Sexualtätern zu schützen, was sie tatsächlich jedoch nicht erfüllt. Strafregister sollten in dem Wissen überprüft werden, daß Täter auf diese Weise nur selten entlarvt werden.

Andere Methoden der Überprüfung, wie der Einsatz von Fragebögen, die die Disposition zum Mißbrauch und andere psychologische Faktoren erschließen, wurden von Gil (1979) vorgeschlagen. Die Überprüfung einer Disposition zum Mißbrauch ist zur Zeit noch nicht anerkannt, könnte aber eine Alternative zu den bestehenden Methoden sein. Es muß jedoch betont werden, daß keine Überprüfungsmethode ein Präventionsprogramm ersetzen kann.

Richtlinien und Verfahrensweisen

Drei Formen von sexuellem Mißbrauch wurden in Institutionen dokumentiert, von denen jede eines anderen Ansatzes bedarf. Als erstes gibt es die vielleicht häufigste Form von Mißbrauch, nämlich die Negation von sexuellen Bedürfnissen durch die institutionelle Einrichtung selbst, in der die BewohnerInnen routinemäßig des Rechtes auf ihre eigene Sexualität beraubt sind. Lösungen wären das Reduzieren von Heimunterbringungen, Sexualaufklärung, größere Privatheit und die Thematisierung sexueller Fragen innerhalb der Institution. Diese Form von sexuellem Mißbrauch geht über den Rahmen dieses Buches hinaus, wurde aber an anderer Stelle ausführlich besprochen (siehe z.B. Shore 1980, Szymanski & Jansen 1983, Hirayama 1979).

Die zweite Form des in der Literatur dokumentierten sexuellen Mißbrauchs ist der von BewohnerInnen durch andere Bewohner. Fallberichte über diese Form von Übergriffen sind häufig. Die Opfer scheinen sowohl männlich als auch weiblich zu sein, während die Täter meistens männlich sind (Shaman 05/87, Duffet 05/87). Die Täter verfügen gewöhnlich über größere Funktionsfähigkeit (Szymanski & Jansen 1983) oder sind aggressive Männer mit Doppeldiagnosen (Bernstein 1985, Hirayama 1979, Blomberg 05/87, PACER 1986). Die Institutionen nehmen inzwischen davon Abstand, das sexuelle Verhalten ihrer BewohnerInnen übermäßig zu kontrollieren; gleichzeitig scheinen sie heute explizite Grundsätze oder Leitlinien gänzlich zu vermeiden (Hirayama 1979, Shore 1980, Szymanski & Jansen 1983). Das bedeutet, daß Regeln und deren Durchsetzung dem individuellen Ermessen der Angestellten überlassen sind und den BewohnerInnen nicht klar dargelegt werden. Shore (1980) hat als eine Lösung die Einrichtung von „ad hoc-interdisziplinären Komitees für sexuelle Themen" vorgeschlagen, „die schädlichen sexuellen Aktivitäten entgegenwirken" wie auch „Grundsätze und Vorgehensweisen zur Erziehung und Programmplanung für einen angemessenen Ausdruck der Sexualität der BewohnerInnen" erarbeiten sollten (S.181). Sexualaufklärung und Präventionsprogramme, die die Komponenten sexuelle Rechte und Verantwortlichkeiten miteinbeziehen, haben einigen Klienten erwiesenermaßen geholfen zu verstehen, wie unangemessen und schädlich manche ihrer Handlungen sind (Forchuk et al. 1984, WAR, o.J.). Einige Beispiele wurden dokumentiert, in denen Sexualstraftäter mit entwicklungsbedingter Behinderung in Einrichtungen für intellektuell Beeinträchtigte zurückgebracht wurden, da es keine Haftanstalt oder sonstige Einrichtungen gab, die für Jugendliche geeignet waren. Sie bekamen keine spezielle Behandlung und fuhren fort, sich an anderen BewohnerInnen zu vergehen (Murphy, Coleman & Haynes 1983, Bernstein 1985). Dies ist ein Beispiel für das entsetzliche Versagen des Systems, Hilfsmaßnahmen für das Opfer sowie den Täter bereitzustellen. Ob Strafprozesse eingeleitet werden oder nicht, die Täter müssen therapeutisch begleitet und ihre Opfer oder potentiellen Opfer geschützt oder gegebenenfalls therapeutisch betreut werden. Dies zu unterlassen heißt zum Mißbrauch beizutragen.

Die dritte Form von Mißbrauch, die sich in der Literatur dokumentiert, sind Fälle, in denen MitarbeiterInnen oder zugewiesene Pflegepersonen BewohnerInnen mißbrauchen, entweder durch Einsatz von Zwang oder durch Erzeugen der Illusion einer einvernehmlichen Beziehung (Longo & Gochenour 1981). Wiederum haben nur wenige Heime explizite Grundsätze oder Leitlinien für den sexuellen Kontakt zwischen MitarbeiterInnen und BewohnerInnen. (Shore 1980, Hiriyama 1979, Szymanski & Jansen 1983, Dawson 06/87). Dawson (06/87) hat vorgeschlagen, daß den MitarbeiterInnen ausdrückliche Regeln an die Hand gegeben werden, damit sie beurteilen können, was annehmbares Verhalten ist. Seine Vorschläge für Themen, die diese Regeln erfassen sollen, werden in Abbildung 9 dargestellt. Einige BeraterInnen haben jedoch darauf hingewiesen, daß das Pflegepersonal auf solche Grundsätze überreagieren könnte, indem es möglichst jede Berührung vermeidet. Anderson (06/87) betont, wie wichtig es sei, gegen die Paranoia der „Berührungsabstinenz" anzukämpfen, damit die Kinder nicht durch die Vermeidung jeglichen Kontakts Schaden nehmen. Shore (1980) stimmt dem zu, wenn er sagt, „die Leitlinien für sexuellen Kontakt zwischen MitarbeiterInnen und BewohnerInnen sollten gleichermaßen beschreibend wie abgrenzend sein, es sollen Beispiele für physischen und sexuellen Kontakt gegeben und die Folgen von Handlungen umrissen werden, die nicht im Einklang mit den festgelegten Grundsätzen und Verhaltensweisen stehen" (S.182). Auf diese Weise würden die Befürchtungen der MitarbeiterInnen angesprochen, daß sie wegen notwendiger und liebevoller Berührungen angezeigt werden könnten.

Dawson (06/87) präsentierte vor kurzem einen Abriß von Strategien, die den Institutionen helfen könnten, Anzeigen gegen sie zu vermeiden. Darüber hinaus würden sie dazu dienen, Kinder und Jugendliche mit besseren Dienstleistungen zu versorgen. In dieser Hinsicht sind Dawsons

Vorschläge (dargestellt in Abbildung 10) nützlich. Die Vorschläge für die Fallvorbereitung wurden von Dawson vorgelegt, weil er erkannt hatte, daß viele Kinder in Pflege besondere Bedürfnisse haben, die ihr Risiko vergrößern, mißbraucht zu werden (Gil 1982 b, 1979, Dawson, o.J., PACER 1986). Es wurde darauf hingewiesen, daß die Weiterbildung der MitarbeiterInnen in bezug auf den Umgang mit verschiedenen Arten von Verhalten, die Kinder möglicherweise aufweisen, weiteren Mißbrauch verhindern könne. Zum Beispiel wurde kürzlich gezeigt, daß Mädchen, die sexuell mißbraucht wurden, Symptome eines frühreifen Verhaltens gegenüber männlichen Erwachsenen entwickeln können. Wenn männliche Betreuer auf dieses Verhalten vorbereitet würden, wären sie in der Lage, mit der Situation derart umzugehen, daß eine weitere Viktimisierung eines traumatisierten Kindes vermieden wird. Obwohl männliche Mitarbeiter wissen sollten, daß sexuelle Kontakte mit Kindern/Jugendlichen in ihrer Obhut unangebracht sind, begreifen es einige offensichtlich nur, wenn es ihnen ausdrücklich gesagt wird.

Regeln und Leitlinien machen den MitarbeiterInnen Verhaltensgrundsätze deutlich und gewährleisten, daß sie wissen, welches Verhalten innerhalb der Institution als akzeptabel gilt. Der Hinweis an MitarbeiterInnen, immer ZeugInnen bei sich zu haben und über bestimmte Interaktionen Buch zu führen, mag eine gute Idee sein, kann jedoch auch die Paranoia hinsichtlich falscher Beschuldigungen erhöhen. Wie bereits erwähnt, sind falsche Beschuldigungen äußerst ungewöhnlich. Dawsons dritte vorgeschlagene Verfahrensweise ist wahrscheinlich die beste: Ermutigung der Eltern, professionellen HelferInnen und der Institution, bei allem, was geschieht, offen und ehrlich zu sein. Eine Strategie, die für die Realisierung dieses Vorschlags hilfreich wäre, ist die Öffnung der Institutionen für Eltern und andere unterstützende Gruppen. Ein weiterer Gewinn läge in der Tatsache, daß Kinder, die einen gewissen Kontakt mit ihren Eltern aufrechterhalten, nachweislich ein geringeres Risiko laufen, mißbraucht zu werden (Dawson, o.J.). Abschlußinterviews mit Kindern, die die Institution verlassen, sind auch eine ausgezeichnete Idee von Dawson (06/87), um herauszufinden, wie die Institution verbessert und problematische MitarbeiterInnen identifiziert werden könnten.

Ein weiteres Problem, dem man in Institutionen begegnet und das in Dawsons Vorschlägen angesprochen wird, ist die Furcht vor schlechter

Publicity, wenn sexueller Mißbrauch ans Licht kommt. Die Reaktionen auf Beschuldigungen waren in der Vergangenheit unterschiedlich, aber eine Antwort bestand häufig darin, die betreffende Person zu entlassen, ohne gerichtliche Schritte gegen sie zu unternehmen (Dawson 06/87, Rose 1986). Dieses Vorgehen war in dreifacher Hinsicht unangemessen. Erstens wird diese informelle Reaktion dem Bedürfnis des Opfers nach einer ernsthaften Konsequenz aus ihrer/seiner Aufdeckung nicht gerecht. Shore (1980) erklärt, daß das Versagen der MitarbeiterInnen, angemessen auf die Enthüllung eines Kindes zu reagieren, (aus der Sicht des Kindes) implizieren kann, daß jenes Verhalten gutgeheißen wird. Schwere Traumata können die Folge sein (Cole 1980, Summit 1983). Zweitens wird diese Reaktion dem Betreffenden oder anderen Mitgliedern des Personals nicht die Schwere des Vergehens und des Schadens, der dem Mädchen/Jungen zugefügt wird, vermitteln. Drittens wird dem Täter die Möglichkeit geboten (und aus mündlichen Berichten ist ersichtlich, daß er sie oft ergreift; Rose 1984, Dawson 06/87), von einer anderen Institution[15] eingestellt zu werden, wo eine neue Gruppe von KlientInnen zum Opfer werden kann.

Dawson (06/87) hat zwischen sexuell unangebrachten Verhaltensweisen (wie vulgäre Sprache oder unangebrachte Kommentare über die Körper von KlientInnen) und sexuellem Mißbrauch (den er als illegales sexuelles Verhalten definierte) unterschieden. Er meint, daß mit dem ersteren intern umgegangen, während das letztere extern untersucht und verfolgt werden sollte. Ungeachtet der Praktiken, die in den jeweiligen Institutionen gepflegt werden, müssen nach dem kanadischen Gesetz alle Vorfälle sexuellen Mißbrauchs gemeldet werden. Gil (1979) hat vorgeschlagen, daß alle Anschuldigungen von physischer Mißhandlung möglichst intern untersucht und geregelt werden sollten. Meiner Ansicht nach würden nur wenige Menschen ohne spezifische Ausbildung in der Lage sein, Anschuldigungen von sexuellem Mißbrauch kompetent zu untersuchen. Außerdem würde eine interne Untersuchung eine Verzögerung zwischen der Aufdeckung und der Meldung an die Polizei und/oder den Kinderschutz nach sich ziehen, was nicht zum Besten des Kindes wäre. Zum Beispiel: Die *Guidelines for the Investigations of Resident Abuse in Facilities for the Mentally Retarded* (Richtlinien für die Untersuchung des Mißbrauchs und der Mißhandlung an InsassInnen in Einrichtungen für geistig Behinderte, 1978) des *Ministry of Community and Social Services* fordern die Meldung an die Polizei zu einem Zeitpunkt, an dem „hinreichende Beweise vorliegen, die Behauptung von Mißhandlung oder sexuellem Mißbrauch zu untermauern" (S. 3). Eine vorhergehende Untersuchung durch die zuständige Person des Teams würde entscheiden, ob diese Bedingung erfüllt ist. Dieses Vorgehen ist in hohem Maße von der Diskretion dieser Person abhängig, die ein Kollege/eine Kollegin des Beschuldigten ist oder möglicherweise zu dessen FreundInnen gehört.

Dawson (o.J.) fand in einer Studie über Pflegeheime in Ontario heraus, daß in den meisten Fällen sexuellen Mißbrauchs an Kindern diese aus den Pflegeheimen entfernt und auch viele Heime geschlossen wurden, daß jedoch nur in 10% der Fälle Anklage erhoben und nur 26% der Fälle dem *Central Abuse Registry* angezeigt wurden. Offenbar ist sogar bei sozialen Diensten der Wunsch, Anklagen intern zu regeln, sehr groß. Die Wahrscheinlichkeit, daß dies auch in privaten Einrichtungen vorkommt, ist sogar noch größer. Dieser Praxis muß Abhilfe geschaffen werden. Das *Committee on Disabilities of the ICAN Task Force on Sexual Abuse* (1985) überprüfte regionale Zentren und fragte, wie sie Fälle von Mißbrauch identifizierten und damit umgingen. Nur vier von den sieben Zentren gaben Auskunft. In zwei Zentren war das Personal speziell für den Umgang mit sexuellen Übergriffen ausgebildet worden; das Personal eines Zentrums hatte nur eine begrenzte Ausbildung erhalten, während das Personal eines weiteren Zentrums überhaupt nicht ausgebildet worden war. Alle Zentren machten bei Verdacht auf sexuellen Kindesmißbrauch Meldung an den *Child Protection Service,* aber nur zwei zeigten ihn der Polizei an. Durkin (1982) hat über die Schwierigkeiten geschrieben, Mißbrauch in Institutionen den zuständigen Stellen zu melden. Die Anzeigenden haben oft unter persönlichen Konsequenzen zu leiden. Doch wie Kline (1976) und Green (1976) dokumentiert haben, sind die Folgen einer Unterlassung (in verschiedenen Einrichtungen) oft verhängnisvoll für das Kind.

Arbeitsbedingungen

Mehrere AutorInnen haben erwähnt, daß die Arbeitssituation des Pflegepersonals in institutionellen Einrichtungen zur Kindesmißhandlung beitragen könne (Dawson 06/87, Gil 1979, PACER 1986). Die schlechte Bezahlung, die Schichtarbeit, die lange Arbeitszeit, die mangelnde Anerkennung, die Vielzahl der Fälle und die Machtstrukturen können alle zu einer Situation beitragen, in der die Beschäftigten das Interesse am Wohlergehen des Kindes verlieren. Dawson (o.J.) fand heraus, daß die Überlastung der Pflegedienste ein entscheidender Faktor bei Mißhandlungsfällen ist. Es ist nicht klar, welche Rolle diese Faktoren bei sexuellem Mißbrauch spielen; jedoch sollte arbeitsbedingter Streß bei jeder Präventionsmaßnahme berücksichtigt werden.

8. Kapitel

Sexualstraftäter mit intellektueller Beeinträchtigung

Prävalenz von Straftaten, die von geistig behinderten Tätern begangen werden

Die frühere Literatur über Sexualverbrechen unterstützte in starkem Maße die Vermutung, daß viele Sexualverbrecher nur über geringe Intelligenz verfügten.[16] Einer dieser Beiträge ging so weit, vorzuschlagen: „Niemand mit einiger kriminologischer Erfahrung würde versuchen, die Feststellung zu widerlegen, daß, wenn alle Schwachsinnigen aus der Gemeinschaft entfernt würden, sich das Gesamtbild der Kriminalität erheblich verändern würde und in der Tat eine sehr große Anzahl von Delikten nicht länger oder nur so sporadisch begangen würden, daß sie nicht einmal ein soziales Problem darstellten." (Selling 1939, S.178) Er beschließt seine Diskussion von Sexualverbrechen mit der Feststellung, daß, wenn auch „nicht alle Sexualdelikte den Schwachsinnigen in die Schuhe geschoben werden könnten ..., eine bessere intellektuelle Ausstattung ein ganz entschieden prädisponierender Faktor bei der Prävention von Sexualdelikten sein könnte." (S.186)
Während nicht alle AutorInnen jener Zeit und nur wenige seitdem eine derart extreme Auffassung über die Rolle von Menschen, die als geistig retardiert bezeichnet werden, bei der Begehung von Sexualverbrechen teilen, ist der Mythos, daß sie „oversexed" (daß bei ihnen eine besondere sexuelle Triebhaftigkeit bestehe) und damit potentielle Sexualverbrecher seien, noch ziemlich verbreitet (Hall 1974). AktivistInnen und Professionelle, die mit Menschen mit Entwicklungsstörungen arbeiten, setzen

sich seit vielen Jahren dafür ein, diese Mythen zu überwinden. Besonders im Prozeß der Reduzierung von Heimunterbringung haben SozialarbeiterInnen hart daran gearbeitet, die Öffentlichkeit davon zu überzeugen, daß Männer mit intellektueller Beeinträchtigung kein Risiko für ihre Kinder darstellen. Tatsächlich sind Männer zum größten Teil keine Sexualverbrecher, aber einige, ob mit oder ohne intellektuelle Beeinträchtigung, sind es sicherlich doch. Hyman (17/07/87) ist bei ihrer Arbeit mit Tätern, die als „geistig retardiert" bezeichnet werden, auf starken Widerstand von seiten der Professionellen gestoßen, die in diesem Bereich arbeiten und denen es nicht behagt, wenn dieses Problem angesprochen wird. Das ist bedauerlich. Genauso wie nichts der Behinderung innewohnt, das die Männer zu Sexualverbrechern macht, ist dieser auch nichts eigen, das dies verhindern könnte.

Einige Männer mit Entwicklungsstörungen mißbrauchen ihre eigenen Kinder (Seagull & Scheurer 1986, Virkkunen 1974), andere hingegen mißbrauchen die Kinder anderer Leute (Whitman & Quinsey 1981, Stokes 1964, Murphy, Coleman & Haynes 1983). Die Forschung über Sexualdelikte zeigt keinen ungewöhnlich hohen Anteil von Tätern mit intellektueller Beeinträchtigung, obwohl Unterschiede bei den Ergebnissen vorliegen, die von der jeweils benutzten Methodologie abhängen. Gebhard et al. (1965) berichten von 10 bis 20% der Delinquenten, die mit dem Etikett „geistig gestört" versehen sind, wobei die höchste Schätzung (20%) Situationen heterosexuellen Kindesmißbrauchs betraf. Die meisten Studien zeigen, daß die Anzahl der Täter mit intellektueller Beeinträchtigung nur geringfügig über dem prozentualen Vorkommen der Behinderung in der Bevölkerung liegt (Christie, Marshall & Lanthier 1977, zit. n. Murphy, Coleman & Abel 1983), obwohl die Verteilung des IQ eher zu den unteren Werten tendiert (Mohr, Turner & Jerry 1964, MacDonald 1973, Brown & Courtless 1968, Langevin 1984, Stokes 1964).

Einige der früheren Studien über die Verbreitung gelangten zu überzogenen Resultaten, indem sie beispielsweise „Urinieren in der Öffentlichkeit" in die „Sexualvergehen" einbezogen (Hall 1974). Es werden zahlreiche Fälle in der Literatur und von Professionellen, die in dem Bereich arbeiten, erwähnt, in denen das begangene Vergehen ganz einfach durch die Vermittlung sexueller Information und Aufklärung über private vs. öffentliche Handlungen hätte verhindert werden können. Ein solches Verhalten mag ein besonderes Problem für HeimbewohnerInnen sein, da es kaum wahrscheinlich ist, daß sie angemessen aufgeklärt worden sind. Es ist klar, daß es sich hierbei nicht um Vergehen handelt, die derselben Kategorie angehören wie Kindesmißbrauch und andere Formen sexueller Gewalt. Dieser Unterschied sollte SozialarbeiterInnen, PolizeibeamtInnen und den Gerichten deutlich gemacht werden.

Man muß zugeben, daß eine große Anzahl von Vergehen, die von Menschen mit intellektueller Beeinträchtigung begangen werden, nicht von dieser „naiven" Art sind. Dieser Punkt wurde von mehreren Professionellen, die mit Sexualtätern arbeiten, hervorgehoben (Udell 07/87, Eakin 07/87, Hyman 07/87). In der folgenden Diskussion über Sexualvergehen werden nur diejenigen Vergehen in Erwägung gezogen, die realistisch betrachtet in die Kategorie der sexuellen Übergriffe auf Kinder gehören.

Mehrere AutorInnen haben betont, daß die leichte Überrepräsentation von Delinquenten, die mit der Bezeichnung „geistig retardiert" versehen wurden, möglicherweise den weniger entwickelten sozialen und kognitiven Fähigkeiten von Menschen mit einer Behinderung zugeschrieben werden können, die bewirken, daß sie eher gefaßt werden als Täter ohne solche Beeinträchtigungen (Murphy, Coleman & Abel 1982, Santamour & West 1978, Murphy, Coleman & Haynes 1983). So hat zum Beispiel Virkkunen (1974) darauf hingewiesen, daß ein Täter mit intellektueller Beeinträchtigung, der Inzest begeht, weniger geschickt sein könnte, das Geheimnis zu wahren.

In dieser Diskussion setzen wir voraus, daß Menschen mit Entwicklungsstörungen weder mit gößerer noch mit geringerer Wahrscheinlichkeit Kinder sexuell mißbrauchen als andere Menschen. Wenn sie es jedoch tun, werden die Probleme der Behandlung und des Strafverfahrens durch die Behinderung verkompliziert.

Intellektuell beeinträchtigte Sexualtäter im Strafrechtssystem

Die Behandlung eines Angeklagten mit Entwicklungsstörungen kann sich gravierend von der Behandlung anderer Straftäter unterscheiden. Brown und Courtless (1968) verschafften sich in bezug auf alle Arten von Verbrechen einen Überblick über das strafrechtliche Verfahren bei sogenannten „geistig behinderten" Tätern und erfuhren, daß 1. Geständnisse oder belastende Aussagen in zwei Dritteln der Fälle erfolgten, 2. die Angeklagten gewöhnlich durch vom Gericht bestellte RechtsanwältInnen verteidigt wurden und 8% überhaupt keinen juristischen Beistand hatten, 3. im Gegensatz zu anderen Angeklagten bei dem als geistig behindert bezeichneten Täter die Anklage nur selten reduziert wurde, wenn sie erst einmal erhoben worden war, 4. in den meisten Fällen keine psychologische oder psychiatrische Untersuchung durchgeführt noch die Verhandlungsfähigkeit überprüft wurde und 5. in 88 % der Fälle keine Berufung eingelegt wurde. Santamour und West (1978) verglichen vor kurzem intellektuell beeinträchtigte Angeklagte mit nicht behinderten Angeklagten und fanden heraus, daß erstere häufiger auf schuldig plädierten oder geständig waren, während das Aushandeln von Schuldbekenntnissen oder Berufungen gegen das Urteil in ihren Fällen seltener war. Ihnen wurde auch seltener Strafaussetzung zur Bewährung oder Haftverschonung gewährt. Während die Justiz mutmaßliche Täter vor Kindern mit entwicklungsbedingter Behinderung als BelastungszeugInnen höchst effektiv geschützt hat (siehe den Abschnitt über die Zeugenaussagen von Kindern), scheint sie weniger geneigt, den mutmaßlichen Täter mit einer Behinderung vor der Justiz selbst zu schützen.

Die Kehrseite der Medaille, die einen mutmaßlichen Täter auf unangemessene Weise in seinen Rechten schützt, zeigt die Therapeutin Batya Hyman auf, die über 50 Sexualverbrecher mit intellektueller Beeinträchtigung untersucht hat. Sie weist darauf hin, daß der entwicklungsgestörte Täter in einigen Fällen tatsächlich von den Einrichtungen, denen er angehört, vor strafrechtlicher Verfolgung geschützt wurde. Sie nannte das Beispiel eines staatlichen *Department of Mental Health,* das eingegriffen und zugesichert habe, für die Überwachung des Täters rund um die Uhr zu sorgen, anstatt ihn verurteilen zu lassen. Einige Beispiele noch milderer Behandlung von intellektuell beeinträchtigten Kindesmißbrauchern finden sich in den Fallstudien des Badgley-Reports. In einem Fall von Inzest mit seiner fünfjährigen Tochter konstatierte das Berufungsgericht, „daß das Urteil strenger ausgefallen wäre, wenn nicht die geringe Intelligenz des Angeklagten, seine Persönlichkeitsstörungen und der Fortschritt bei seiner Rehabilitation seit seiner Verurteilung in Rechnung gestellt werden müßten" (S.874). In einem anderen Fall, „versuchte Vergewaltigung eines zweijährigen Mädchens", entschied das Berufungsgericht, daß „trotz der Schwere des Verbrechens, das eine beträchtliche Gefängnisstrafe zur allgemeinen Abschreckung erforderte, der Angeklagte als harmlos und schwachsinnig angesehen wird und nichts gegen ihn vorliegt, das auf eine Prädisposition zu Gewalttätigkeit oder sexuell aggressivem Verhalten hindeutet. Es wurde festgestellt, daß der Angeklagte kaum Nutzen aus einer Gefängnisstrafe ziehen würde. Darüber hinaus hat das Opfer, obwohl sie jung war, keinen ernsthaften physischen oder psychischen Schaden durch den Übergriff erlitten." (S. 876) Es nützt niemandem, ein bestimmtes Regelwerk für den Teil der Bevölkerung, der keine intellektuelle Beeinträchtigung aufweist, zu erstellen und ein anderes für diejenigen, die intellektuell beeinträchtigt sind. Obwohl humane Behandlung gewährleistet sein sollte, ist besondere Nachsicht nicht gefragt.

Wenn Menschen mit intellektueller Beeinträchtigung überführt worden sind, ein Kind sexuell mißbraucht zu haben, entsteht das Problem ihrer Unterbringung. Historisch wurde das Einsperren von als geistig zurückgeblieben etikettierten Tätern in die bestehenden Gefängnisse als problematisch angesehen, vor allem seitdem man annahm, daß Kriminalität auf einer erblich bedingten intellektuellen Beeinträchtigung basierte (Brown & Courtless 1968). Andererseits stellte auch die Verwahrung der Täter in Institutionen ein Problem dar, weil man glaubte, sie würden dort einen schlechten Einfluß auf die übrigen geistig retardierten Menschen ausüben. Als Lösung wurde eine separate Unterbringung vorgeschlagen sowie ein Plan mit zwei Komponenten: Sterilisation und Aussonderung/Abschiebung in die Kolonien (Goddard 1912, zit. n. Brown & Courtless 1968). Brown und Courtless faßten 1968 die internationale Situation zusammen. Länder wie England und Schweden schienen am meisten an beraterischen und therapeutischen Interventionen interessiert zu sein, die in der Einrichtung geboten werden könnten, und tendierten deshalb dazu, „gestörte Delinquenten" zusammen mit „nicht delinquenten Gestörten" unterzubringen. Nordamerika legte hingegen den Schwerpunkt auf „Sicherheit und Verwahrung" (S. 364), so daß geistig retardierte Menschen mit größerer Wahrscheinlichkeit in Gefängnissen oder psychiatrischen Anstalten eingesperrt wurden.

Seitdem hat sich die Situation nicht wesentlich verändert. Bei einem kürzlich vorgenommenen Überblick über die Einrichtungen für sogenannte geistig retardierte Menschen (Coleman & Murphy 1980) berichteten 15% der Einrichtungen „von durchschnittlich drei Sexualtätern (d.h. Vergewaltiger, Kindesmißbraucher etc.) unter ihren Patienten" (S. 272). Nur ein Fünftel der betreffenden Institutionen verfügte über Behandlungsprogramme für Sexualtäter, und nur sehr wenige der Einrichtungen hatten Kenntnis von Behandlungsprogrammen in ihren Staaten. Wenn keine Behandlungsprogramme angeboten werden, entstehen Schwierigkeiten. „Verglichen mit den übrigen BewohnerInnen von Heimen für Retardierte befinden sich die Delinquenten eher im oberen Spektrum, d.h. im Bereich leichter geistiger Behinderung, und manipulieren und viktimisieren oftmals diejenigen, die schwerer geistig behindert sind." (Murphy, Coleman & Haynes 1983, S. 26). Damit steht die Einrichtung vor Problemen, für die sie niemals intendiert war und mit denen umzugehen sie nicht ausgestattet ist.

Murphy, Coleman und Haynes (1983) berichteten, daß ihrer Erfahrung nach Gefängnisse und stationäre Einrichtungen der Psychiatrie am häufigsten benutzt würden, um Täter mit intellektueller Beeinträchtigung zu verwahren. Während diese Einrichtungen *möglicherweise* eher eine Behandlung anbieten können als die Institutionen für nicht delinquente Menschen, gibt es keine Garantie, daß die Sexualtäter mit Entwicklungsstörungen in das Behandlungsprogramm aufgenommen werden. Des weiteren wurde nachgewiesen, daß Täter mit intellektueller Beeinträchtigung „im Gefängnis oder in anderen Erziehungsanstalten zu denen gehören, deren Intelligenz im unteren IQ-Bereich angesiedelt ist und die oft zum Opfer anderer intellektuell überlegener Straftäter" werden. (Murphy, Coleman & Haynes 1983, S. 26) Das gleiche Problem scheint in Kanada zu existieren, wo es einige Angaben über die erhöhte Viktimisierung von Männern mit intellektueller Beeinträchtigung in Gefängnissen gibt (Makin 1987). Einigen Sexualtätern mit geistiger Behinderung wurde auch nachgewiesen, daß ihnen „akut psychotische PatientInnen" in geschlossenen Anstalten zum Opfer gefallen sind (Murphy, Coleman & Haynes 1983). Es ist einleuchtend, daß das derzeitige System nicht funktionieren kann, wenn Sexualtäter mit Entwicklungsstörungen nicht behandelt werden, um weitere Vergehen zu verhindern, wenn sie in der Verwahrung selbst mißbraucht werden oder weiterhin andere sexuell mißbrauchen.

Coleman, Murphy und Haynes (1983), die zu den wenigen Psychologen gehören, die Sexualtäter mit Entwicklungsstörungen behandeln, sind der Ansicht, daß „die optimale Lösung wahrscheinlich ein spezielles Behandlungsprogramm für geistig retardierte Sexualtäter mit ähnlichen intellektuellen Fähigkeiten" (S. 26f.) wäre, und zwar in einer ambulanten Einrichtung für diejenigen, die davon profitieren könnten, und mit strengen Verhaltenseinschränkungen für jene in den Wohneinrichtungen, die als zu gefährlich eingeschätzt werden, um freigelassen zu werden. Eine aufschlußreiche Diskussion über Behandlungssettings und die Einschätzung der Risiken für die Gemeinde bei allen Sexualtätern findet sich bei Knopp (1984).

Die Widersprüchlichkeiten des derzeitigen Systems für Verurteilte und die Behandlung von Sexualtätern sind sehr gut im Badgley-Report (1984) dokumentiert. Die meisten Sexualtäter in Kanada erhalten keinerlei Behandlung. Der Badgley-Report erwähnt die Täter mit intellektueller Beeinträchtigung nicht explizit, jedoch kann aus der Überprüfung der Forschungsergebnisse angenommen werden, daß die Lage dieser Gruppe von Tätern mindestens genauso desolat ist.

Fragen der Behandlung

Die Schwierigkeit, in Behandlungsprogramme einbezogen zu werden, scheint für Täter mit Entwicklungsstörungen genauso groß zu sein wie für die Opfer mit einer derartigen Behinderung. Viele der gleichen Probleme tauchen auf. Knopp, Rosenberg und Stevenson (1986) verschafften sich einen landesweiten Überblick über die Programme, die Sexualtätern angeboten werden. Sie berichteten, daß nur 46% der bestehenden sozialen Dienste für Täter mit Entwicklungsstörungen in irgendeiner Weise als Anlaufstelle bereitstehen, und nur 26% davon hatten gewisse Anpassungen für Täter mit Entwicklungsstörungen vorgenommen. Empirisches Beweismaterial steht nicht zur Verfügung, und klinische Beobachtungen im Hinblick auf die Anwendbarkeit der Programme für Täter mit intellektueller Beeinträchtigung wurden nicht publiziert. Es kann deshalb sein, daß Professionelle, die Behandlungsprogramme durchführen, gar nicht wissen, ob ihre Therapie für Täter mit Entwicklungsstörungen geeignet ist. Das beläßt die Behandlung im Bereich des Zufalls. Einige Programme schließen Täter mit Entwicklungsstörungen insgesamt aus (z.B. viele Behandlungsprogramme für jugendliche Delinquenten im Großraum Toronto (Udell 07/87)); einige nehmen Täter mit Entwicklungsstörungen auf, meinen aber, ihnen mit ihrem Programm nicht gerecht zu werden (Barbaree 06/87), während andere sie aufnehmen und der Ansicht sind, daß die bestehenden Behandlungsmethoden mit geringfügigen Modifikationen gut funktionierten (Murphy, Coleman & Haynes 1983, Hyman 07/87). Studien über die Effektivität von Behandlungsprogrammen für Täter mit intellektueller Beeinträchtigung sind erforderlich.

Das Behandlungsmodell, das von Murphy, Coleman und Haynes (1983) vorgelegt wurde, gilt gleichermaßen für Täter mit oder ohne Behinderungen. Die Unterschiede liegen im Schwerpunkt und in der Art der Darstellung. Dieses Modell ist in Abbildung 12 dargestellt. Es ist ein Modell für soziales Lernen, das physiologische, verhaltensmodifizierende und kognitive Prozesse und Defizite umfaßt. Das Programm wird individuell auf die jeweilige Person abgestimmt. Murphy, Coleman und Haynes betonen, daß Menschen, die den gleichen IQ haben, in ihrer sozialen Funktionsfähigkeit, ihrem sozialen Wissen und der Einsicht in ihre Verhaltensprobleme sehr unterschiedlich sein können. Sie berücksichtigen, daß Täter, die in institutionellen Einrichtungen aufgewachsen sind, sich beispielsweise beträchtlich von Tätern, die in ihrer Familie aufgewachsen sind, unterscheiden werden. Sie weisen auch darauf hin, daß, ebenso wie viele nicht behinderte Täter mehr Probleme haben als ausschließlich das der sexuellen Ausbeutung von Kindern, auch Täter mit Entwicklungsstörungen psychiatrische Probleme oder Verhaltens- und Sprachstörungen haben können. Sie betonen, daß die Behandlungsprogramme sich mit den spezifischen Bedürfnissen des Individuums befassen müssen, um effektiv zu sein.

Spezielle Probleme bei der Behandlung von Sexualstraftätern mit Entwicklungsstörungen

Marshall, Barbaree und Christophe (1986) haben zahlreiche Täter in Ontario untersucht, die Kindesmißbrauch oder Inzest begangen haben. Ihre Ergebnisse könnten möglicherweise für den Umgang mit und die Behandlung von Tätern mit intellektuellen Beeinträchtigungen von Bedeutung sein. Bei der Stichprobe von Männern, die sie beurteilten, befand sich eine Anzahl mit „niedrigem IQ", wie die Anwendung von Ravens *Progressiven Matrizen Tests* (einem sprachfreien Verfahren zur Erfassung der Fähigkeit zu logischem Denken und zur Abschätzung der Intelligenz) ergab. Als die Daten der Männer mit „niedrigem IQ" separat untersucht wurden, fand man heraus, daß 1. die Kindesmißbraucher mit größerer Erregung auf Kinder reagierten als diejenigen mit höherem IQ und daß 2. Männer in beiden Gruppen, der Inzesttäter und der Nichttäter („der Normalen"), bei der Einschätzung eher „sexuell abweichendes Interesse" demonstrierten (S. 436). Erregung besagt nicht, daß sie entsprechend handeln werden. Die AutorInnen meinen, daß entweder „angemessene Zurückhaltung der Erregung angesichts junger Mädchen" (S. 436) gelernt wurde oder daß eine Beschränkung aufgrund des Alters besteht. Sie halten letztere Erklärung für wahrscheinlicher. Es sei auch möglich, daß Männer mit intellektueller Beeinträchtigung weniger in der Lage sind als andere Männer, ihre Erektionen im experimentellen Setting zu kontrollieren. Es bedarf weiterer Forschung, bevor irgendwelche Schlußfolgerungen gezogen werden können.

Zwei Bereiche des Modells in Abbildung 12, nämlich soziale Fähigkeiten und sexuelles Wissen/sexuelle Aufklärung, wurden als besonders problematisch für Täter mit intellektueller Beeinträchtigung angesehen. (Murphy, Coleman & Haynes 1983). Wie schon früher gezeigt, erhalten viele Mädchen und Jungen mit Entwicklungsstörungen weder Sexualaufklärung noch ein Selbstbehauptungstraining. Mangel an Information kann in beiden Fällen ein Risikofaktor sein, sowohl für die Wahrscheinlichkeit, mißbraucht zu werden, als auch für die Wahrscheinlichkeit, selbst zu mißbrauchen. Udell (07/87) hat bemerkt, daß die jugendlichen

Täter mit Entwicklungsstörungen, die er beobachtet hat, keinen Mangel an flüchtigen sexuellen Begegnungen zeigten, wohl aber einen Mangel an Information über sexuelle Beziehungen und Sexualität aufwiesen. Die meisten Sexualtäter haben Defizite in diesen beiden Bereichen, aber es scheint, daß diese für Täter mit Entwicklungsstörungen sogar noch schwerwiegender sind.

Ein weiteres Thema, das angesprochen werden muß, betrifft die Vermutung, eine große Anzahl von Tätern sei selbst als Kind Opfer sexueller Gewalt geworden. „Was sich als ein herausragender Einfluß in den Lebensgeschichten von Sexualtätern herausstellt, ist ihre eigene Erfahrung der sexuellen Viktimisierung als Kind, und diese Entdeckung hat unsere Überlegungen, wie wir ihnen helfen könnten, beeinflußt" (Groth 1983, zit. n. Knopp 1984, S.38). Es wurde bereits früher dargelegt, daß Jungen mit intellektuellen Beeinträchtigungen wahrscheinlich einem höheren Risiko ausgesetzt sind, sexuell mißbraucht zu werden. Wenn eine frühere sexuelle Viktimisierung ein Faktor für die Herausbildung von Mißbrauchsverhalten ist, dann würde auch ein Junge mit Entwicklungsstörungen dem Risiko unterliegen, Bewältigungsmechanismen zu entwickeln, die die Tendenz zum Mißbrauch enthalten. Griffiths (06/87) vom *York Behavioral Management Program* stellte fest, daß 100 % der Täter mit Entwicklungsstörungen, die sie derzeit in ihrem Programm hatte, als Kind sexuell mißbraucht worden waren. Es ist offensichtlich, daß präventive Maßnahmen gleichzeitig Prävention von Mißbrauch in der nächsten Generation bedeuten muß.

Eines der wichtigsten Merkmale jedes Behandlungsprogramms ist das Setting, in dem es angeboten wird. Murphy, Coleman und Haynes (1983) haben vorwiegend Erfahrungen mit offenen Einrichtungen. Das Behandlungsmodell, das in Kingston, Ontario, von Marshall und Barbaree benutzt wird, ist ebenfalls in erster Linie für eine offene Einrichtung gedacht.[17]

Murphy, Coleman und Haynes (1983) haben hinsichtlich der effektiven Behandlung von Tätern mit einer intellektuellen Beeinträchtigung nachdrücklich auf die Bedeutung der Zusammenarbeit mit der Familie hingewiesen. Ihre Warnung, daß einige Familien möglicherweise versuchen, die TherapeutInnen dazu zu bewegen, das Familienmitglied/den Täter in eine Institution einzuweisen, sei an dieser Stelle noch einmal wiederholt. Das ist kein wünschenswertes Resultat des therapeutischen Prozesses und muß vermieden werden.

Behandlungen, die darauf abzielen, die unangemessene Erregung des Täters beim Anblick von Kindern zu korrigieren, bestehen großteils aus Aversionstherapien, und aus diesem Grunde gibt es ernste ethische Bedenken gegen ihre Durchführung. Es gibt zahlreiche KritikerInnen dieser Methoden – aus ethischen und anderen Gründen –, ebenso wie Professionelle, die behaupten, daß diese Methoden die einzigen mit einer nachweislichen Erfolgsquote seien. Eine Diskussion über die verwendeten Methoden geht über den Rahmen dieses Berichtes hinaus. Sie werden an anderer Stelle zusammengefaßt (Langevin 1983, Badgley et al. 1984, Knopp 1984, s. a. Abb.12). Der Badgley-Report (1984) hat die Situation im Hinblick auf die Effektivität von erzieherischen Programmen klargestellt. Dort heißt es: „Die Übereinstimmung von zahlreichen Überprüfungen der Arbeitsweise von auf Verhaltensmodifikation zielenden Behandlungsprogrammen für überführte Sexualtäter zeigten, daß hinreichende Beweise weder für die Schlußfolgerung 'nichts hilft' vorliegen noch für die optimistische Einschätzung, daß sich gewisse Programme als 'offensichtlich erfolgreich' erwiesen haben" (S. 880). Ich teile die Position von Coleman et al., daß die am wenigsten grenzverletzende Methode angewendet werden sollte, und zwar ausschließlich mit der informierten Zustimmung des Täters (was einige Täter ausschließt). Diese Vorgehensweise würde gewährleisten, daß ein Täter mit intellektueller Beeinträchtigung die bestmögliche Behandlung ohne Verletzung seiner Rechte erhält.

Jugendliche Sexualstraftäter

Jugendliche Sexualstraftäter mit geistiger Behinderung haben sogar noch weniger Zugang zu den sozialen Diensten und Behandlungsprogrammen als Erwachsene. In dem von Knopp, Rosenberg und Stevenson (1986) vorgenommenen Überblick sind nur 16% der Dienste, die jugendlichen Sexualstraftätern zur Verfügung stehen, auch solchen mit Entwicklungsstörungen verfügbar. Udell (07/87) hat im Großraum Toronto Forschungen durchgeführt (die noch nicht publiziert sind) und festgestellt, daß nur sehr wenige Dienste diesen Tätern zur Verfügung stehen. Viele Stellen, die speziell mit jugendlichen Sexualtätern arbeiten, folgen dem Grundsatz, keine Täter mit intellektuellen Beeinträchtigungen anzunehmen. Wenn man bedenkt, daß die meisten Sexualstraftäter mit ihren gesetzeswidrigen Aktivitäten als Jugendliche beginnen und daß die Anzahl der jugendlichen Straftäter zunimmt (Mathews, o.J.), ist der Bedarf an sozialen Diensten und Behandlungsprogrammen für diese Gruppe der Bevölkerung überaus vordringlich, wenn sexueller Mißbrauch verhindert werden soll.

9. KAPITEL

Sexueller Mißbrauch an Kindern: Probleme der Rechtsprechung

Einvernehmliche Beziehungen

Menschen mit Entwicklungsstörungen war in der Vergangenheit verboten, auf beiderseitigem Einvernehmen beruhende sexuelle Beziehungen zu knüpfen, weil man annahm, daß das Vorhandensein einer derartigen Behinderung die Unfähigkeit zur Einwilligung impliziere (Kempton 1977, Greenland 1983). Dieser Grundsatz bot die Möglichkeit, jeden männlichen Partner einer Frau mit einer intellektuellen Beeinträchtigung wegen Vergewaltigung zu inhaftieren. Die Praxis, Menschen mit geistiger Behinderung ihre sexuellen Rechte abzusprechen, wurde in den vergangenen zwei Jahrzehnten durch die Annahme in Frage gestellt, daß Sexualität ein Faktor der „Normalisierung" sei (Kempton 1977, Turnbull 1977).

In Kanada wurde das Gesetz, das Frauen mit Entwicklungsstörungen daran hinderte, auf beiderseitigem Einvernehmen beruhende sexuelle Beziehungen einzugehen (Abschnitt 148), 1983 aufgehoben. Eine Diskussion der sexuellen Rechte von Erwachsenen mit geistiger Behinderung geht über den Rahmen dieses Buches hinaus. Die Anerkennung der historischen Realität in diesem Bereich ist jedoch notwendig, um zu gewährleisten, daß man bei der Aufgabe, Mädchen und Jungen mit Entwicklungsstörungen vor sexuellem Mißbrauch und sexueller Ausbeutung zu schützen, nicht auch Jugendliche und Erwachsene mit Entwicklungsstörungen vor einem gesunden Ausdruck ihrer Sexualität „schützt".

Was das beiderseitige Einvernehmen anbetrifft, gibt es, wie bei anderen Problemen auch, „keine allgemein anwendbaren Standards für geistig Behinderte, weil sie keine in sich geschlossene, einheitliche oder definierbare Gruppe bilden" (Rioux 1979, S. 76). Menschen, die mit sexuell mißbrauchten Personen mit intellektueller Beeinträchtigung arbeiten, betonen die Bedeutung einer Einschätzung der Fähigkeit zur Einwilligung auf individueller Basis (Aguilar 1984, Baladerian 1985b, Blomberg, o.J.).

Der *Criminal Code of Canada,* modifiziert im Januar 1988, setzt voraus, daß Kinder unter 14 Jahren in sexuelle Aktivitäten mit Erwachsenen *grundsätzlich* nicht einwilligen können. Es gibt keinen Grund dafür, daß das Thema „Einvernehmen" für geistig behinderte Kinder unter 14 Jahren anders geregelt werden sollte.

Die Probleme um das Einvernehmen entstehen vor allem für Jugendliche mit Entwicklungsstörungen, wenn sie älter als 14 Jahre sind, weil dann das Gesetz das Einvernehmen als Verteidigungsgrund anerkennt. Es muß daran erinnert werden, daß das Problem des Einvernehmens sich vor allem dann stellen wird, wenn kein physischer Schaden vorliegt, keine Anzeige durch das mutmaßliche Opfer erfolgt, aber andere Erwachsene glauben, daß die/der Jugendliche tatsächlich sexuell ausgebeutet worden ist. Einvernehmen würde (hoffentlich) nicht das vordringlichste Problem in einem Fall von sexueller Nötigung bei einer Anzeige durch das Opfer und nachweislichem Schaden sein, obwohl die 1983 erfolgten Ergänzungen des Gesetzes dies ermöglichen (Badgley et al. 1984).

Der *American Penal Code* definiert Einvernehmen „als positive Mitwirkung durch Handlung oder Haltung gemäß der Ausübung des freien Willens. Die Personen müssen frei und freiwillig handeln und von der Natur der betreffenden Tat oder Handlung wissen." (zit. n. Baladerian 1985, S. 3)[18] Es gibt drei Bedingungen, die berücksichtigt werden müssen, um zu bestimmen, ob es sich um Einvernehmen im juristischen Sinn handelte (Blomberg o.J., Rioux 1979, Turnbull 1977, Dillon 1980). Erstens muß die Einwilligung freiwillig erfolgen, d.h. ohne Ausübung von Zwang, Einschüchterung oder Druck. Turnbull (1977) hat die Probleme diskutiert, die bei freiwilliger Einwilligung entstehen können, wenn ein Mensch in einer Institution lebt, von der Pflege anderer abhängig oder unerfahren ist oder keinen Rat von Außenstehenden in Anspruch nehmen kann. Diese Vorbehalte, die in den kürzlich vorgenommenen Ergänzungen des *Criminal Code* enthalten sind, schaffen theoretisch die Grundlagen zur Lösung dieses Problems, indem sie jeglichen sexuellen Kontakt zwischen Jugendlichen und Vertrauenspersonen untersagen. Die zweite Bedingung betrifft die Informiertheit, indem sie verlangt, daß eine Person über die Informationen verfügen muß, die notwendig sind, um eine Entscheidung treffen zu können. Blomberg (o.J.) ist der Ansicht, daß eine Person, die nicht durch das Entwicklungsstadium gegangen ist, das sie befähigt, zu einer Forderung „nein" zu sagen, nicht als jemand angesehen werden könne, die über die Information verfüge, „ja" sagen zu können. Es könnte auch argumentiert werden, daß Menschen, die keinen Zugang zu Sexualaufklärung hatten, nicht über die notwendigen Informationen verfügten, um sexueller Aktivität zustimmen zu können.[19] Die dritte Bedingung besteht darin, daß die Person zur Einwilligung fähig sein muß. Blomberg (o.J.) präzisierte diese Fähigkeit mit der Feststellung, daß „eine Person kompetent ist, ihre gültige Einwilligung zu erteilen, wenn sie/er sich der Natur und der Folgen der betreffenden Angelegenheit vollkommen bewußt ist" (S. 2). Es ist entscheidend, daß die Kompetenz, sexuellen Kontakten zuzustimmen, spezifisch eingeschätzt wird und nicht aus der Fähigkeit der Person abgeleitet wird, hiermit nicht zusammenhängende Aufgaben auszuführen oder Informationen zu erinnern (Blomberg, o.J., Baladerian 1985). Baladerian (1985) liegt insbesondere daran, daß die Beurteilung der Einwilligungsfähigkeit nicht von uninformierten Personen und nicht aufgrund des IQ oder des Wissens über hiermit nicht zusammenhängende Themen erfolgt.

Ein gut konzipiertes standardisiertes Beurteilungsverfahren wäre in diesem schwierigen Bereich äußerst hilfreich. Blomberg (1987) hat ein Verfahren zur Einschätzung des sexuellen Wissens einer Person entwickelt. Es basiert auf dem von Zelman (1976, zit. n. Blomberg 1987) entwickelten EASE (Essential Adult Sex Education) Einschätzungsverfahren und wurde durch ein strukturelles Interview und Spieltechniken ergänzt. Es war ursprünglich als ein Hilfsmittel gedacht, um die Effektivität von Präventionsprogrammen auszuwerten, wird aber gegenwärtig weiter getestet in der Hoffnung, daß es vor Gericht als Verfahren zur Einschätzung der Fähigkeiten akzeptiert wird. Es ist ein wertvolles Instrument mit breiten Anwendungsmöglichkeiten. GutachterInnen, die sowohl mit entwicklungsbedingten Behinderungen als auch mit sexuellen Themen Erfahrung haben, sollten hinzugezogen werden, um an der Entscheidung über die Kompetenz eines Individuums zur Einwilligung mitzuarbeiten.

Die Fähigkeit zur Aussage

Non-verbale Opfer

Sehr junge Kinder und Kinder mit schweren Behinderungen verfügen oftmals nicht über verbale Fähigkeiten. Kinder unter 14 Jahren, die noch nicht oder überhaupt nicht sprechen können, werden vom Gesetz gegen sexuellen Mißbrauch geschützt, sind aber möglicherweise nicht in der Lage, Mißbrauch mitzuteilen. „Im Falle eines vorverbalen Kindes, das mißbraucht wurde, wären andere ZeugInnen oder erhärtende Beweise erforderlich, um die Strafverfolgung einzuleiten" (Stevens & Berliner 1980, S.249). Es ist dokumentiert, daß die Folgen sexuellen Mißbrauchs bei vorverbalen Kindern dramatisch sind. Eine Studie hat gezeigt, daß Kinder, sobald sie die notwendigen verbalen Fertigkeiten erlangt haben, genau berichten können, was ihnen zuvor geschehen war, sogar ohne eingehendes Befragen (zit. n. Jones & McQuiston 1984).

Jugendliche, die nicht sprechen können, und Jugendliche mit begrenzten sprachlichen Fähigkeiten wären unter normalen Umständen nicht in der Lage, auszusagen, es sei denn, sie wären imstande, mit Hilfe einer Bliss-Tafel oder durch Gebärdensprache zu kommunizieren. Es ist möglich, daß einige Kinder dem Gericht mitteilen könnten, was ihnen geschehen ist, wenn DolmetscherInnen dabei wären, die ihre Sprachmuster kennen. Eine Anordnung über die Zulassung von DolmetscherInnen über jene für Fremdsprachen und Gebärdensprache hinaus müßte erlassen werden, um dies zu ermöglichen (Endicott 07/87).

Verbale Opfer

Die Fähigkeit, in sexuelle Kontakte im juristischen Sinn einzuwilligen, ist per definitionem ein anderer Standard von Kompetenz als die Fähigkeit,

Zeugnis abzulegen. Die meisten AutorInnen haben zwischen diesen beiden Fähigkeiten unterschieden (Aguilar 1984, Baladerian 1985). Bei sexuellem Kindesmißbrauch wird die Fähigkeit des Kindes, auszusagen oder kompetent Zeugnis abzulegen, meistens in Frage gestellt, und zwar vor allem bei jungen Kindern. Die unterschiedliche Auswirkung des Gesetzes bei Kindern mit intellektueller Beeinträchtigung ist offensichtlich, da ihre Fähigkeit, auszusagen, wegen der Behinderung auch in einem viel höheren Alter in Frage gestellt wird. Bis vor kurzem mußte laut kanadischem Recht jede Person fünf Kompetenzkomponenten erfüllen, um aussagen zu dürfen: Die Person verfügt erstens „über hinreichende Intelligenz, so daß es sich lohnt, sie überhaupt anzuhören"; sie hatte zweitens „zum fraglichen Zeitpunkt die Fähigkeit, die betreffenden Ereignisse wahrzunehmen"; sie hat drittens „die Fähigkeit, sich an die betreffenden Ereignisse zu erinnern"; sie verfügt viertens über „die Fähigkeit, die betreffenden Ereignisse mitzuteilen" und fühlt sich fünftens „verpflichtet, die Wahrheit zu sagen" (McKague 1985, S.19). Eine Ausnahme von diesen Regeln für Kinder wurde in Abschnitt 16 des *Evidence Act* gemacht, demzufolge einem jungen Kind die unbeeidigte Aussage gestattet wird, „vorausgesetzt, daß 'das Kind über hinreichend Intelligenz verfügt, die Aufnahme der Zeugenaussage zu rechtfertigen, und die Verpflichtung begreift, die Wahrheit zu sagen'" (Endicott 1987, S.23). Diese Aussage muß anschließend noch untermauert werden. Diese strengen Regeln hinsichtlich ihrer Zeugnisfähigkeit schlossen die Zeugenaussage von jungen Kindern mit durchschnittlicher Intelligenz aus (Poirier 1986) sowie von Erwachsenen mit Entwicklungsstörungen, die als unfähig betrachtet wurden, eine beeidigte Zeugenaussage vorzubringen (CACL 1986). Somit war die Wahrscheinlichkeit, daß ein Kind mit Entwicklungsstörungen für fähig gehalten wurde, in einem Fall von sexuellem Mißbrauch auszusagen (bei dem erhärtende Beweise selten verfügbar sind), unter dem bestehenden Gesetz praktisch nicht gegeben. Die Zeugenaussagen von Jugendlichen mit Entwicklungsstörungen konnten in Betracht gezogen werden, wenn sie „zarten Alters" wie auch „von hinreichender Intelligenz" waren *und* erhärtende Beweise vorlagen. Es überrascht deshalb nicht, daß praktisch keine Fälle von sexuellen Übergriffen oder sexuellem Kindesmißbrauch an Mädchen und Jungen mit Entwicklungsstörungen vorgebracht oder erfolgreich verhandelt wurden, seitdem das Gesetz von 1983, das sexuellen Verkehr mit einer „Schwachsinnigen" untersagte, geändert wurde.[20]

Der gleiche *Act of Parliament* (Bill C-15), der den *Criminal Code* im Januar 1988 ergänzte, führte auch bedeutende Änderungen in den *Canada Evidence Act* ein. Diese Ergänzungen änderten die Kompetenzerfordernisse dahingehend, daß der Zugang zu juristischen Verfahren für Kinder und Jugendliche mit Entwicklungsstörungen erleichtert wurde und daß anstelle der „hinreichenden Intelligenz" nun „die Fähigkeit, sich mitzuteilen" zum Kriterium wird. In Ergänzung kann das Gericht einer Person, der offensichtlich das Verständnis für „die Bedeutung eines Eides oder einer eidesstattlichen Erklärung" fehlt, die Aussage gestatten, „mit dem Versprechen, die Wahrheit zu sagen". Das Erfordernis, daß das Zeugnis einer nicht vereidigten Person erhärtet werden muß, wurde ebenfalls gestrichen. Diese Änderungen, zusammen mit Abschnitt 6 des *Canada Evidence Act,* der die Möglichkeit einer non-verbalen Mitteilung und die Zulassung von DolmetscherInnen vorsieht, könnten zu einer progressiven Rechtsprechung führen. Kindern und Jugendlichen mit intellektueller Beeinträchtigung könnte mittels angemessener Unterstützung und Hilfe die Gelegenheit verschafft werden, über ihre Viktimisierung auszusagen.[21] Änderungen im *Criminal Code* legen darüber hinaus die Beweislast für die Zeugnisfähigkeit einer oder eines Jugendlichen über 14 Jahre der Partei auf, die die geistige Kompetenz der/des vorgeschlagenen ZeugIn in Zweifel zieht.

Diese Änderungen im *Evidence Act* verschieben den Schwerpunkt von der Fähigkeit der Kindes, überhaupt auszusagen, auf die Fähigkeit des Kindes, ein verständliches und glaubhaftes Zeugnis abzulegen. Dadurch erhalten alle Kinder und Jugendlichen (ungeachtet ihres Alters oder ihrer intellektuellen Fähigkeiten) eine annähernd gleichberechtigte Basis.

Erst wenn die Fähigkeit eines Kindes oder einer/eines Jugendlichen zu versprechen, die Wahrheit zu sagen und ihre Erlebnisse mitteilen zu können, anerkannt ist, tauchen Probleme hinsichtlich der Beobachtungsgabe oder des Erinnerungsvermögens auf.

Die Glaubhaftigkeit der Aussage eines Kindes

Die kanadischen Gesetze gehen hinsichtlich der Aussage eines Kindes davon aus, daß Kinder weniger glaubwürdig seien als Erwachsene.[22] Diese Annahme basiert auf Studien und Theorien der Gedächtnisforschung, die von Binet und anderen zu Beginn des 20. Jahrhunderts erstellt wurden (Lefkowitz, 06/87). Es wurde angenommen, daß das Gedächtnis/Erinnerungsvermögen einer linearen Entwicklung unterliege, vom Neugeborenenstadium ohne Gedächtnis bis zu dem des Erwachsenen mit voll ausgebildetem Gedächtnis. In jüngerer Zeit wurde nachgewiesen, daß sich die Gedächtnisprozesse zu verschiedenen Zeiten entwickeln und daß es Unterschiede in der Entwicklung dieser Prozesse und ihrer Funktionsfähigkeit bei verschiedenen Menschen sowie bei ein und demselben Individuum in verschiedenen Situationen gibt (Jones & McQuiston 1984). Deshalb können keine allgemeingültigen Folgerungen über das Gedächtnis von Kindern gezogen werden. Auch Kinder mit intellektueller Beeinträchtigung werden sich in ihrer Fähigkeit zu beobachten, zu verarbeiten und Informationen zu erinnern, voneinander unterscheiden. Es folgt eine kurze Übersicht über die Literatur zu den Fähigkeiten von Kindern, glaubhaft Zeugnis abzulegen.[23]

Freies Erinnern

In einer Situation des freien Erinnerns (wenn das Kind auf eine nicht einschränkende Weise gefragt wird, was geschehen ist) liefern Kinder weniger Details und weniger allgemeine Informationen als Erwachsene, wobei die geringste Information von sehr jungen Kindern kam (Lefkowitz 06/87, Goodman & Reed 1984, zit. n. Goodman & Helgeson 1985; Marin et al. 1979). Die Informationen, die sie geben, scheinen jedoch ziemlich zutreffend zu sein (Fivush 1984, zit. n. Goodman & Helgeson 1985, Lefkowitz 06/87, Johnson & Foley 1984). Es wurde vermutet, daß Kinder in diesen Situationen weniger Informationen geben, weil sie über weniger Informationen über die Welt und eine weniger komplexe Weltsicht verfügen als Erwachsene (Lefkowitz 06/87, Jones & McQuiston 1984). Es mag auch sein, daß das Problem aus dem Unvermögen des Kindes herrührt, die Worte zu finden, um auszudrücken, was es weiß (Jones & McQuiston 1984). Die einzige Ausnahme ergebe sich, wenn ein Kind mehr wisse und mit einer Situation vertrauter sei als die/der Erwachsene. In dieser Situation würde das Kind *genauere* Auskünfte geben als ein/e Erwachsene/r (Chi 1978).

Das Vergessen

Sowohl Erwachsene als auch Kinder vergessen Ereignisse im Laufe der Zeit. Das ist der Grund, warum Zeugenaussagen so schnell wie möglich nach einem Ereignis gemacht werden müssen. Die Fähigkeit, sich zu erinnern, kann bei Erwachsenen nachgewiesenermaßen von folgenden Faktoren beeinflußt werden: dem Maß an Streß und der Relevanz des Materials für die Person im Verlauf der Zeit (Jones & McQuiston 1984); ob die Details von zentraler Bedeutung für die betreffende Person sind (Marquis, Marshall & Oskamp 1972) und wie lang die zeitliche Dauer ist, über die das Ereignis stattfand (Dent & Stephenson 1979).

Die Forschung über das Gedächtnis von Kindern hat ähnliche Unterschiede festgestellt, wobei sich die genaueste und detaillierteste Erinnerung bezieht auf: Einzelheiten, die eher von zentraler als von peripherer Bedeutung[24] waren (Marquis, Marshall & Oskamp 1972, Goodman & Reed 1984, zit. n. Goodman & Helgeson 1985), Ereignisse, die sich über einen längeren Zeitraum erstreckten (Goodman & Reed 1984, zit. n. Goodman & Helgeson 1985, Dent & Stephenson 1979), Ereignisse, die sich wiederholten (Fivush 1984, zit. n. Goodman & Helgeson, Sanders & Warnick 1981), und Situationen, bei denen der Täter dem Opfer bekannt war (Bahrick, Bahrick & Wittlinger 1975). Diese Stärken und Begrenzungen des Gedächtnisses und des Vergessens müssen in Betracht gezogen werden, wenn ein sexuell mißbrauchtes Kind befragt wird.

Hard (05/87) konnte (durch Zugang zu medizinischen Unterlagen) verifizieren, daß Erwachsene mit Entwicklungsstörungen sich an sexuellen Mißbrauch einschließlich des Zeitpunkts noch acht bis neun Jahre später genau erinnerten. Sie versichert, daß entwicklungsgestörte Menschen sich daran erinnern können, wann ein Ereignis stattfand.

Zeitliche Abfolge von Ereignissen

Die zeitliche Abfolge von Ereignissen wird von einigen AutorInnen als das schwerwiegendste Problem im Hinblick auf das Gedächtnis eines Kindes angesehen (Singer & Reveson 1978, de Young 1986). Dies wurde empirisch nur bei Ereignissen von peripherer Bedeutung für das Kind festgestellt (Jones & McQuiston 1984, Lefkowitz 06/87). Lefkowitz (06/87) hält es für ein sinnvolles Vorgehen, dem Gedächtnis eines Mädchen/Jungen behilflich zu sein, indem man sie bittet, sich in Zusammenhang mit anderen bedeutungsvollen Ereignissen zu erinnern.[25] Goodman und Helgeson (1985) betonen, daß eine falsche Erinnerung in bezug auf den Ablauf der Ereignisse nicht bedeute, daß andere Einzelheiten ebenfalls nicht stimmten.

Einige Professionelle, die mit Mädchen und Jungen mit Entwicklungsstörungen arbeiten, haben darauf hingewiesen, daß auch für diese die zeitliche Abfolge von Ereignissen häufig ein Problem darstelle (Stigall 20/05/87), dem aber manchmal abgeholfen werden könne, indem man das Kind behutsam nach Zeitinformationen befragt.

Von Kindern (ungeachtet des Grades der Beeinträchtigung) darf nicht erwartet werden, daß sie sich immer an die Daten und Zeiten von Ereignissen erinnern. VerteidigerInnen, die darauf bestehen, diese Art von Fragen zu stellen, um Kinder als ZeugInnen zu diskreditieren, muß deutlich gemacht werden, wie unangemessen ihre Forderungen sind, und es muß eine andere Art der Befragung vorgeschlagen werden.

Beeinflußbarkeit

Der Bereich, in dem die größten allgemeinen Bedenken hinsichtlich der Aussagen von Kindern geäußert wurden, ist die Suggestibilität. Es wurde nachgewiesen, daß Erwachsene durch Suggestivfragen und Fragetechniken beeinflußt werden und daß sie besonders manipulierbar sind, wenn es sich um ein Augenzeugnis zur Identifikation von Tätern handelt (Loftus 1979). Auch Kinder haben sich als beeinflußbar erwiesen (Jones & McQuiston 1984, Lefkowitz 06/87), doch wiederum eher bei peripheren als zentralen Einzelheiten. Goodman, Hirschman und Rudy (1987) haben experimentell nachgewiesen, daß Kinder ziemlich resistent gegenüber Suggestivfragen sind, wenn sie das Geschehen selbst erfahren und nicht nur beobachtet haben und wenn das Erlebnis sehr belastend und die Fragen einer Mißbrauchssituation angemessen waren. Jüngere Kinder waren leichter beeinflußbar als ältere, aber dennoch ziemlich resistent gegenüber Suggestivfragen bezüglich des zentralen Ereignisses. Diese AutorInnen weisen darauf hin, daß sich die frühere Forschung über die Manipulierbarkeit von Kindern als irreführend erwiesen habe, weil sie von nur geringer Aussagekraft hinsichtlich der Wechselbeziehungen zwischen Kindern und ihrer Umwelt gewesen sei, Kinder gewöhnlich eher über beobachtete als über erfahrene Erlebnisse befragt habe, ihnen Fragen über ein nicht belastendes Erlebnis sowie Fragen, die für die Untersuchung einer Mißbrauchssituation irrelevant waren, gestellt habe. Es gibt viele Gründe, Kindern keine Suggestivfragen zu stellen; die Angst der Menschen vor Manipulation ist nur einer davon (Jones & McQuiston 1984, Croezen 06/87). Es wurden bisher keine Forschungen unternommen, die das Ausmaß der Suggestibilität von Opfern mit Entwicklungsstörungen bestätigen könnten. Eakin (07/87) hat darauf verwiesen, daß Suggestivfragen möglicherweise bei einigen Jugendlichen mit intellektueller Beeinträchtigung erforderlich sein könnten, um die relevanten Informationen zu erhalten. Es wäre ratsam, bei allen Kindern wann immer möglich eine nicht-suggestive Fragetechnik zu verwenden. Videoaufnahmen der Befragung können helfen zu zeigen, daß keine Suggestivfragen gestellt wurden (oder beweisen, daß sie eben doch verwendet wurden). Eine individuelle Einschätzung der Beeinflußarkeit einer Person ist auch in einem klinischen Setting möglich (Jones & McQuiston 1984).

Andere Faktoren, die auf das Gedächtnis einwirken

Es wurde gezeigt, daß Autoritätspersonen und eine einschüchternde Umgebung die Fähigkeit eines Menschen, sich an Ereignisse zu erinnern, vermindern (Dent & Stephenson 1979) und die Wirksamkeit von Suggestivfragen erhöhen (Ceci, Ross & Toglia 1985, zit. n. Goodman & Helgeson 1985). Kinder lassen sich vermutlich bei der Befragung durch eine erwachsene Autoritätsperson leichter einschüchtern als erwachsene Opfer (Croezen 06/87). Croezen betont nachdrücklich, daß vielen Mädchen und Jungen versichert werden müsse, daß sie nichts zu befürchten haben. Wenn das Kind auf einem Polizeirevier oder in einer ähnlichen Umgebung befragt wird, dürfte von einer extremen Einschüchterung ausgegangen werden. Für Mädchen und Jungen mit Entwicklungsstörungen könnte das sogar noch belastender sein. Wie bereits erwähnt, wurde ihnen häufig beigebracht, Erwachsenen bedingungslos zu vertrauen und zu gehorchen.

Es gibt keine direkte Beziehung zwischen intellektueller Beeinträchtigung und Gedächtnis. Menschen verarbeiten, erinnern und kommunizieren Informationen mehr oder weniger gut, und zwar in Abhängigkeit von zahlreichen Variablen, die die Situation und das Individuum beeinflussen. Es ist möglich, diese Variablen auf individueller Basis zu bestimmen. Blomberg (o.J.) hat eine Liste kognitiver Fähigkeiten erstellt, die möglicherweise bei einigen Menschen mit Entwicklungsstörungen beeinträchtigt sein könnten. Sie schlägt vor, das Vorhandensein dieser kognitiven Fähigkeiten individuell einzuschätzen (s. Abb. 11). Die oder der Fragende könne dann versuchen, einige der Probleme durch alternative Befragungsmethoden, Spiel- und Interviewtechniken zu reduzieren oder aufzuheben. (Siehe Jones & McQuiston 1984, Blomberg, o.J., Baladerian 1985, Goodman & Helgeson 1985 sowie Stevens & Berliner 1980 für nähere Einzelheiten über das Befragungsgespräch.)

Früher wurde angenommen, daß die Aussagen von Kindern weniger glaubhaft seien als die von Erwachsenen. Diese Annahme wird von der neueren Forschung über Kinder als ZeugInnen nur begrenzt unterstützt. Wenn Mädchen und Jungen Defizite beim Erinnerungsprozeß haben, ist das nicht verallgemeinerbar oder vorhersagbar. Darüber hinaus können viele dieser Defizite bis zu einem gewissen Grad durch sorgfältiges Befragen und den Einsatz von Gedächtnisstützen und Spielmaterialien, die den Erinnerungsprozeß auslösen, überwunden werden. Mädchen und Jungen mit intellekueller Beeinträchtigung werden in ihrer Fähigkeit, Informationen zu verarbeiten und zu erinnern, variieren, wobei es keine Einheitlichkeit oder Vorhersagbarkeit aufgrund ihres Alters oder des Grades ihrer Behinderung gibt. Bei allen Kindern ist es eher wahrscheinlich, daß sie sich an zentrale Einzelheiten, an Ereignisse, die sich über einen längeren Zeitraum erstreckten oder sich wiederholten, und an Handlungen erinnern, die von einem ihnen bekannten Erwachsenen vorgenommen wurden. Daher werden Kinder wahrscheinlich bestmögliche Aussagen machen, wenn es sich um eine konkrete Mißbrauchssituation handelt.

Der Unterschied zwischen der *Fähigkeit*, die erforderlichen Aufgaben zu erfüllen, und der *Glaubhaftigkeit* der Aussage, die dadurch erbracht wird, wurde durch eine Erklärung des *California Supreme Court* hervorgehoben: „Es wird nachdrücklich betont, daß die Kompetenz des Zeugen von seiner Fähigkeit, wahrzunehmen, sich zu erinnern und sich mitzuteilen, abhängt. Ob er genau beobachtet hat, sich richtig erinnert und sich genau und wahrheitsgemäß mitteilt, sind Fragen der Glaubhaftigkeit, die vom Untersuchungsrichter entschieden werden müssen." (zit. n. Aguilar 1984, S.11) Ist erst einmal festgestellt worden, daß das Mädchen/der Junge über die Fähigkeit zu beobachten, zu erinnern und mitzuteilen, was ihnen geschehen ist, verfügt, wird über die Glaubwürdigkeit durch den Richter oder die Geschworenen befunden. Damit die Beurteilung auf der Aussage dieses Kindes basiert – und nicht auf falschen Annahmen über die Zeugnisfähigkeit von Kindern im allgemeinen oder über die Fähigkeiten von Menschen mit Entwicklungsstörungen im allgemeinen –, sollte dieser Hintergrund bei der Auswahl der Geschworenen berücksichtigt werden und sollten RichterInnen sich dieser Problematik bewußt sein.

Das neue Gesetz gegen Kindesmißbrauch (in Kanada): Die Auswirkung auf Mädchen und Jungen mit Entwicklungsstörungen

Das Gesetz „Bill C-15" ging im Sommer 1987 durch seine dritte und letzte Lesung und trat im Januar 1988 in Kraft. Doch es ist noch zu früh zu sagen, wie es in der Praxis angewendet wird. Theoretisch werden die Vorkehrungen, die in dem neuen Gesetz gegen sexuellen Kindesmißbrauch getroffen wurden, allen Kindern zugutekommen. Die Vorteile umfassen die Abschaffung von geschlechtsspezifischen Verbrechen, bei denen der Angeklagte männlich und das Opfer weiblich sein mußte (ehemals Abschnitt 146 (1), 146 (2), 147, 151, 152, 153 (1), 154). Auf diese Weise sind männliche Opfer jetzt in gleichem Maße durch das Gesetz geschützt. Es umfaßt die spezifischen Arten von sexueller Berührung und Aufforderung zur Berührung, die bei sexuellem Mißbrauch höchstwahrscheinlich vorkommen, und beschränkt sich nicht länger auf Geschlechtsverkehr (jetzt: Abschnitt 141, 146). Das ist ebenfalls eine Verbesserung. Die Streichung des Erfordernisses eines „zuvor keuschen Charakters" für weibliche Opfer zwischen 14 und 16 Jahren und der Vorstellung, daß eine Jugendliche an dem Mißbrauch „eher Schuld sei" (indem ihre sexuelle Vergangenheit als Beweis herangezogen wurde), haben das Gesetz modernisiert. Die Streichung der einjährigen Verjährungsfrist ist ebenfalls von Vorteil.[26] All diese Änderungen waren Empfehlungen des Badgley-Reports und haben ein Gesetz geschaffen, das den Realitäten von sexuellem Mißbrauch besser Rechnung trägt.

Ein weiterer Vorteil bei einer Klage wegen sexueller Ausbeutung besteht darin, daß sie im Schnellverfahren verhandelt wird, wodurch die Verhandlungsdauer erheblich reduziert wird (Hallet 06/87). Das neue Gesetz bedeutet auch, daß wegen dieser Verbrechen verurteilte Täter leichter als sexuelle Ausbeuter von Kindern benannt werden können. Vor 1988 ließ das Urteil „unsittliches Verhalten" nicht erkennen, daß es sich um ein Verbrechen an einem Kind handelte.

Der Einsatz von Videoaufnahmen und die Entfernung des mutmaßlichen Täters aus dem Blickfeld des Opfers[27] werden sich auf alle Kinder gleichermaßen auswirken. Dadurch wird das Gerichtsverfahren zu einem menschlicheren Erlebnis, das mit weniger Streß einhergeht. Vor kurzem wurden mehrere Beiträge über die korrekte Handhabung von Videoaufnahmen von Befragungen geschrieben. Sie sollten zu Rate gezogen (Colby & Colby 1987, Stevens & Berliner 1980) und durch allgemein verfügbare Informationen über die zuvor erwähnten Befragungstechniken ergänzt werden.

Was sich von den Änderungen der Gesetzgebung zu sexuellem Mißbrauch auf Kinder und Jugendliche mit geistigen Behinderungen am meisten auswirkt, ist die Streichung der bisherigen Abschnitte 146 und 147 und deren Ersatz durch den Vorwurf der sexuellen Ausbeutung. Es wurde gezeigt, daß ein Kind mit intellektueller Beeinträchtigung mit größerer Wahrscheinlichkeit als andere Kinder durch eine bekannte Person mißbraucht wird (Hard 1987, Ryerson 1984), die dem Kind gegenüber eine Vertrauensposition einnimmt. Allerdings muß es sich nicht unbedingt um eine Beziehung zu einem Blutsverwandten (Abschnitt 150) oder einem Pflegevater, Stiefvater oder Arbeitgeber (ehemals Abschnitt 153 (1)) handeln. Des weiteren muß es sich bei der betreffenden sexuellen Aktivität nicht um vollendeten Geschlechtsverkehr handeln. Der *Criminal Code* verbietet jetzt ein umfassenderes Spektrum sexueller Aktivitäten. Diese Änderungen des *Evidence Act* könnten bedeutsame Veränderungen im Hinblick auf die Zugangsmöglichkeit für Kinder oder Jugendliche mit geistiger Behinderung zum Rechtssystem herbeiführen. Die Staatsanwältin Shelley Hallet, Ontario, ist der Ansicht, daß diese neuen Gesetze dazu beitragen könnten, daß Mädchen und Jungen mit Entwicklungsstörungen eher als ZeugInnen akzeptiert werden (06/87). Sie betonte auch, daß sich ihrer Erfahrung nach der Täter häufiger schuldig bekenne, wenn ein Kind – insbesondere ein jüngeres Kind – als zeugnisfähig anerkannt werde. Die meisten Anklagen wegen sexueller Gewalt gegen Kinder enden tatsächlich mit einem Schuldbekenntnis (Hallet 06/87). Ein Schuldbekenntnis bewahrt das Kind davor, persönlich bei Gericht aussagen zu müssen.

Bis vor kurzem hatten Kinder und Jugendliche mit intellektueller Beeinträchtigung keinen Zugang zum Rechtssystem. Sie wurden selten, falls überhaupt jemals, für fähig gehalten, über den Mißbrauch auszusagen. Wegen geringer oder fehlender Erhärtung durch Beweismaterial wies das Gericht alle Fälle ab, in die ZeugInnen mit intellektueller Beeinträchtigung verwickelt waren. Während die Rechte aller Kinder beschnitten waren und nur wenige Täter angeklagt wurden, wurde das Kind mit einer Behinderung sogar noch stärker diskriminiert. Theoretisch sind die vor kurzem vorgenommenen Gesetzesänderungen eine große Verbesserung der juristischen Situation für alle Kinder, behindert oder nicht behindert. In der Praxis wird sich erweisen, ob die Gesellschaft bereit ist, sich mit Entschlossenheit dafür einzusetzen, daß Mädchen und Jungen mit intellektueller Beeinträchtigung *nicht* die perfekten Opfer sind.

Empfehlungen

Dieser Bericht hat dokumentiert, daß sexueller Mißbrauch an Mädchen und Jungen mit intellektueller Beeinträchtigung existiert und die Annahme nahegelegt, daß das Vorhandensein einer Entwicklungsstörung indirekt und direkt eine Situation erzeugen könnte, in der das Kind mit einer Beeinträchtigung einem höheren Risiko ausgesetzt ist, sexuell mißbraucht zu werden. Viele der Faktoren, die zu dieser erhöhten Gefährdung beitragen, wurden durch die Erziehung und die Konditionierung, die ein Kind mit intellektueller Beeinträchtigung erfährt, geschaffen. Andere sind das Resultat von Einstellungen in der Gesellschaft, die das Kind mit intellektueller Beeinträchtigung zu einem „akzeptableren" Opfer machen. Veränderungen können und müssen in beiden Bereichen vorgenommen werden. Es muß vermerkt werden, daß sexueller Mißbrauch und sexuelle Ausbeutung von Menschen mit intellektueller Beeinträchtigung nicht auf diejenigen, die unter 18 Jahre alt sind, beschränkt sind. Viele Fälle von sexuellen Übergriffen auf Erwachsene mit Entwicklungsstörungen kamen im Verlauf dieser Untersuchung ans Licht. Zukünftige Forschungen sollten sich speziell mit dieser Bevölkerungsgruppe befassen.

Sexueller Mißbrauch geschieht ebenso im Rahmen von Institutionen wie in Wohngruppen, in Pflegefamilien und in der Herkunftsfamilie. Durch den derzeitigen Trend, Menschen mit Behinderungen nicht länger in Institutionen „abzuschieben", steigt in den Gemeinden der Bedarf an sozialen Diensten, die sich den Bedürfnissen sexuell mißbrauchter Kinder widmen.

Für Mädchen und Jungen mit geistiger Behinderung, die Opfer sexuellen Mißbrauchs geworden sind, sind die ihnen verfügbaren sozialen Dienste tragischerweise äußerst begrenzt. Sie werden wahrscheinlich medizinische Betreuung erfahren, wenn sie in ein Krankenhaus oder eine Klinik gebracht werden, aber bei den vielen Kindern in Institutionen, die von einer Ärztin/einem Arzt betreut werden, ist die medizinische Aufmerksamkeit für den Mißbrauch nicht gewährleistet. Erfolgt ein Bericht an die regionalen sozialen Dienste, haben die SozialarbeiterInnen im allgemeinen nur wenig Erfahrung im Umgang mit entwicklungsgestörten Kindern und könnten sich als unfähig oder nicht willens erweisen, dem Mädchen/Jungen die entsprechende Betreuung zu gewähren. Zum Beispiel denken sie möglicherweise, daß der Einsatz von anatomischen Puppen bei einem Gespräch mit einem fünfzehnjährigen Jungen nicht angebracht sei, obwohl genau das gegebenenfalls sinnvoll sein kann (Eakin 07/87).[28] Sowohl die Kinder als auch die Betreuungspersonen in Einrichtungen für Menschen mit Entwicklungsstörungen, dürften kaum wissen, welche Dienste für Mädchen und Jungen mit Behinderungen verfügbar und zugänglich sind, wenn diese Opfer von sexuellem Mißbrauch geworden sind. Da für Kinder als Opfer von sexuellem Mißbrauch eine spezielle Beratung nötig ist, wird das Mädchen oder der Junge kaum die Hilfe erhalten, der sie bedürfen.

Wenn der Mißbrauch beim Kind daheim geschehen ist, wird das Mädchen/der Junge möglicherweise in einem Pflegeheim, einer Wohngruppe oder einer Institution untergebracht, wo sie einem höheren Risiko ausgesetzt sind, weiter sexuell mißbraucht zu werden. Wenn der Mißbrauch in einer solchen Institution oder einer anderen Einrichtung geschieht, wird er möglicherweise intern abgehandelt, wobei man dem Täter glauben, ihn verwarnen oder entlassen kann. Das Opfer wird oftmals nicht über den Verlauf informiert, und es wird erwartet, daß sie/er über den Mißbrauch hinwegkommt, entweder allein oder mit der Hilfe von BetreuerInnen, die nicht oder nur gering dazu befähigt sind. Das Verbrechen wird nur selten der Polizei gemeldet, und in jenen Fällen, wo das geschieht, werden nur sehr wenige Täter festgenommen und angeklagt. Unter den bestehenden Gesetzen und mit geringem Beweismaterial wird die Staatsanwaltschaft in den meisten Fällen nicht in der Lage sein, ein Mädchen oder einen Jungen mit intellektueller Beeinträchtigung als ZeugIn vorzuladen, und wird deshalb häufig dafür plädieren, die Anklage fallenzulassen.

Handelt es sich um einen Täter mit Entwicklungsstörungen, ist die Situation ähnlich tragisch. Das Rechtssystem ist nicht dazu geeignet, den Erfordernissen von Menschen mit intellektueller Beeinträchtigung Rechnung zu tragen und wird ihnen oftmals nicht gerecht. Das Gefängnissystem hat die Aufgabe, Verbrecher zu bestrafen, und die Gefängnisverwaltungen haben Mühe, die Behandlung und die erforderlichen Dienste bereitzustellen, die notwendig wären, um zu verhindern, daß Sexualtäter rückfällig werden. Hinzu kommt, daß die wenigen bestehenden sozialen Dienste weder dafür konzipiert noch dazu bereit sind, sich auf Täter mit Entwicklungsstörungen einzustellen.

Damit die Änderungen effektiv sind, müssen sie an mehreren Fronten erfolgen und dürfen nicht oberflächlicher Natur sein. Die folgenden Empfehlungen geben Hinweise, wo und wie angesetzt werden muß, damit Änderungen wirksam werden können.

1. Prävention

Unüberlegter Eifer muß vermieden werden. Präventionsprogramme sollten gut durchdacht, geplant, durchgeführt und anschließend ausgewertet werden, um sich ihrer Effektivität zu vergewissern. Die Präventionsarbeit sollte nicht ausschließlich auf Kinder ausgerichtet sein, sondern vielmehr Maßnahmen für Mädchen und Jungen, Eltern, Professionelle (wie ÄrztInnen, Schwestern/PflegerInnen, SozialarbeiterInnen, PsychologInnen), Management und MitarbeiterInnen in Institutionen miteinbeziehen.

a. Kinder

I. Sexualerziehung muß in sehr frühem Alter zu einem normalen Bestandteil im Leben eines jeden Kindes werden. Diese Aufklärung darf nicht einfach auf anatomische Information beschränkt sein, sondern muß sich auch in einer Form mit Rechten und Verantwortlichkeiten in bezug auf Sexualität befassen, die dem Alter des Mädchens/Jungen und ihrer Entwicklung angemessen ist. Von sexuellen Aufklärungsprogrammen darf nicht einfach vorausgesetzt werden, daß sie effektiv sind. Die Auswertung sollte ein integraler Bestandteil eines jeden Aufklärungsprogramms sein. Diese Programme sollten keine „einmalige Aktion" darstellen, sondern langfristig in die Erziehung des Kindes integriert sein.

II. Die Vermittlung von Fähigkeiten zur körperlichen Selbstverteidigung sollte als Teil der physischen Aufklärung jedes Kindes angesehen werden. Es gibt die unterschiedlichsten Programme zur Prävention von sexuellem Mißbrauch, und unter ihnen sollte sorgfältig ausgewählt werden im Hinblick auf ihren Ansatz, ihre Philosophie, ihre Lehrmethoden, ihre Effektivität und ihren Ruf. Allen Kindern sollte vermittelt werden, wie sie sexuellen Mißbrauch frühzeitig beenden, sich widersetzen und sich Hilfe beschaffen können. Programme zur Prävention von sexuellem Mißbrauch können in die Bildungsmaßnahmen integriert werden, mit denen die Kinder bereits befaßt sind. Wenn ein Kind in einer Wohneinrichtung lebt, sollte garantiert sein, daß diese Programme angeboten werden. Man kann nicht davon ausgehen, daß Kinder diese Informationen zu Hause oder im derzeitigen Schulsystem erhalten.

III. Die Umgebung, in der Kinder leben und lernen, muß neu gestaltet oder ausgebaut werden, um die Einrichtungen aufzunehmen, die für das Kind erforderlich sind, um über einen Mißbrauch berichten zu können. Zugang zu einem privaten Telefon sollte als ein Recht betrachtet werden. Privatheit sollte als ein wichtiger Teil der Lebenssituation eines jeden Kindes (oder Erwachsenen) garantiert sein.

b. Eltern

Das erhöhte Interesse, das Eltern von Mädchen und Jungen mit Entwicklungsstörungen in bezug auf sexuelle Aufklärung und die Prävention von sexuellem Mißbrauch zu zeigen scheinen, sollte gefördert werden. Für Eltern sollten Präventionsprogramme entwickelt werden (am besten in Abstimmung mit den Programmen, die ihren Kindern angeboten werden), die folgende Themen behandeln: Informationen über Sexualität, Prävention von sexuellem Mißbrauch und Erkennen von Zeichen und Symptomen eines Mißbrauchs. Den Eltern muß sowohl vermittelt werden, daß ihre Kinder einem höheren Risiko ausgesetzt sind, mißbraucht zu werden, als auch, wie sie konstruktiv mit ihren Ängsten umgehen können.

c. Professionelle

Alle Professionellen, die mit Kindern mit intellektueller Beeinträchtigung zu tun haben, sollten dahingehend ausgebildet werden, daß sie in der Lage sind (zumindest auf der Ebene einer Krisenintervention), mit sexuellem Mißbrauch umzugehen. Wie Sgroi (1975) betonte, erhöht die Tatsache, daß ein/e Professionelle/r glaubt, Mißbrauch sei möglich, die Wahrscheinlichkeit, daß sie/er sexuellen Mißbrauch feststellen und darauf reagieren kann. Die Spezialisierung einiger Professioneller innerhalb eines Systems mag erforderlich sein, jedoch sollten alle Professionellen folgendes wissen: wie die Zeichen und Symptome von Mißbrauch zu erkennen sind, wie sie auf eine Enthüllung reagieren und an wen sie das Mädchen/den Jungen weitervermitteln können. Die Fortbildung der medizinischen MitarbeiterInnen, die für die Gesundheitsversorgung in institutionellen Einrichtungen verantwortlich sind, ist besonders dringlich.

d. Institutionen[29]

I. Sexualerziehung und Programme für die Prävention sexuellen Mißbrauchs müssen in allen institutionellen Einrichtungen vorhanden sein und angeboten werden. Wiederum sollten die Programme sorgfältig ausgewählt, geplant, durchgeführt und ausgewertet werden. Sie sollten ein integraler Bestandteil der Arbeit in der Einrichtung sein. Die allgemeine Umgebung in der Einrichtung sollte die Mitteilungen, die in diesen Kursen gegeben werden, verstärken und nicht im Widerspruch zu ihnen stehen. Ein notwendiger Bestandteil der Prävention ist es, daß sich alle Ebenen der institutionellen Hierarchie diesem Ideal verpflichtet fühlen. Fortbildung muß diese Verpflichtung untermauern. MitarbeiterInnen, Eltern und BewohnerInnen sollten an den Planungsstadien der Programme beteiligt sein, um zu gewährleisten, daß die Einführung erfolgreich ist. Die Programme sollten von qualifizierten Personen durchgeführt werden, die mit der Materie vertraut sind und sie ungezwungen behandeln können. Wenn so jemand in der derzeitigen Struktur nicht zu finden ist, muß eine entsprechende Person (oder mehrere) von außerhalb hinzugezogen werden.

II. Die Überprüfung der MitarbeiterInnen sollte in dem Wissen durchgeführt werden, daß, wenn überhaupt, wenige Sexualtäter durch dieses Vorgehen ausgesondert werden können.
III. Es sollten sofort Arbeitsgruppen gebildet werden, um ethische Richtlinien auf zwei entscheidenden Gebieten festzulegen: in bezug auf die sexuellen Kontakte zwischen BewohnerInnen und in bezug auf Kontakte zwischen MitarbeiterInnen und BewohnerInnen. Diese Richtlinien sollten allgemein bekanntgegeben werden. Seitens der Mitarbeiter sollten die Interaktionen von dem Wissen um angemessene Behandlungstechniken und Umgangsweisen gegenüber den BewohnerInnen – besonders wenn sie kürzlich mißbraucht wurden – geleitet werden. Kontinuierliche Weiterbildung wird in vielen Fällen erforderlich sein, um dieses zu gewährleisten. Über den Umgang mit dem Vorwurf des sexuellen Mißbrauchs müssen Protokolle angefertigt werden. Alle Anschuldigungen, die unter die Definition von sexuellem Mißbrauch fallen, sollten berichtet und dann extern untersucht und verfolgt werden. BewohnerInnen und ihre Eltern müssen, wenn sie sexuellen Mißbrauch angezeigt haben, gegen Vergeltungsmaßnahmen seitens der Institutionsleitung, der MitarbeiterInnen oder anderer BewohnerInnen geschützt werden.
IV. Die Arbeitsbedingungen in institutionellen Einrichtungen sollten menschlicher gestaltet werden, um den Streß, unter dem die MitarbeiterInnen stehen, zu verringern.

2. Bereitstellung von sozialen Diensten

a. „Tatsächliche" Zugänglichkeit

Das Minimum an akzeptabler Zugänglichkeit der sozialen Dienste ist „tatsächliche" Zugänglichkeit. Das bedeutet, daß dem sexuell mißbrauchten Mädchen oder Jungen mit intellektueller Beeinträchtigung von jedem sozialen Dienst, der allen anderen Opfern sexuellen Mißbrauchs zur Verfügung steht, sinnvoll geholfen wird. Die Finanzierung der Aus- und Weiterbildung der MitarbeiterInnen durch öffentliche Mittel mag erforderlich sein. MitarbeiterInnen sozialer Dienste, deren Anliegen es ist, sich um Menschen mit Entwicklungsstörungen zu kümmern, müssen ebenfalls ausgebildet werden, um mit einem Opfer von sexuellem Mißbrauch umgehen zu können (zumindest auf der Ebene einer Krisenintervention). Vernetzung, Kooperation und gegenseitiger Informationsaustausch zwischen sozialen Diensten, die sich in erster Linie mit Opfern von sexuellem Mißbrauch befassen, und jenen, die sich Menschen mit Entwicklungsstörungen widmen, sollten verstärkt und gefördert werden. Die Fortbildung soll durch Personen erfolgen, die in der Arbeit mit sexuell mißbrauchten Kindern mit intellektueller Beeinträchtigung erfahren sind.[30] Es liegt eine gewisse Gefahr darin, wenn die Weiterbildung von jemandem durchgeführt wird, die/der bislang nur eine Handvoll von KlientInnen dieser Art betreut hat, da sie/er wahrscheinlich aufgrund dieser begrenzten Erfahrung noch keine zutreffenden allgemeinen Schlußfolgerungen ziehen kann. Alle Aufnahmeformulare sollten dahingehend revidiert werden, daß sie die Dokumentation jeder Form von Behinderung miteinbeziehen, die das Kind hat. Das ist, wie gesagt, nur eine unzureichende Maßnahme, doch es kann keine Einschätzung der Anzahl von betreuten Kindern oder der Effektivität des sozialen Dienstes, der sich ihnen widmet, vorgenommen werden, wenn diese Information nicht vorliegt.

b. „Wahrnehmbare" Zugänglichkeit

Der zweite Schritt, um die sozialen Dienste zugänglich zu machen, besteht darin, daß sie durch ihre Öffentlichkeitsarbeit Menschen mit intellektueller Beeinträchtigung gezielt ansprechen. Dieser Schritt wurde kürzlich unternommen, um Menschen mit körperlichen Behinderungen zu erreichen; beispielsweise wird Menschen mit beeinträchtigtem Hörvermögen inzwischen in einigen Broschüren vermittelt, daß DolmetscherInnen für Gebärdensprache zur Verfügung stehen. Diese Art von Informationsvermittlung ist unumgänglich, wenn Menschen mit Entwicklungsstörungen erfahren sollen, daß die sozialen Dienste ihnen zur Verfügung stehen.

c. Soziale Dienste für Menschen mit intellektueller Beeinträchtigung

Jene Einrichtungen, deren Aufgabe es ist, soziale Dienste für Menschen mit intellektueller Beeinträchtigung anzubieten, müssen akzeptieren, daß das Risiko, sexuell mißbraucht zu werden, tatsächlich existiert. Diese Akzeptanz ist notwendig, um zu gewährleisten, daß die sozialen Dienste bei mutmaßlichem sexuellen Mißbrauch angemessen reagieren. Diesbezügliche Fortbildung der MitarbeiterInnen ist für die Bereitstellung von sozialen Diensten von entscheidender Bedeutung.

3. Forschung

a. Verbreitung von sexuellem Mißbrauch an Mädchen und Jungen mit intellektueller Beeinträchtigung

Es ist nachgewiesen, daß sexueller Mißbrauch für Kinder mit Entwicklungsstörungen ein Problem darstellt. Neue Forschung zu diesem Thema sollte qualitativ besser und inhaltlich rigoroser sein, als das, was bislang geleistet wurde. Hards Studie (1986) ist das beste Modell für die Art von Forschung, die das meiste an Information hergibt. Ein Schwerpunkt muß auf der Sammlung von Informationen über Menschen liegen, die bislang nicht empirisch erforscht wurden, zum Beispiel Kinder und Jugendliche, die in Institutionen leben, und Kinder mit eingeschränkten verbalen Fähigkeiten. ForscherInnen müssen sowohl in ihrer Methodik als auch in ihren Herangehensweisen Kreativität zeigen. Um ein vollständiges Bild über die Viktimisierung von Kindern zu erhalten, müssen die Institutionen für die Forschung geöffnet werden. Musick (05/87) hat darauf hingewiesen, daß der Zugang zu den medizinischen Unterlagen einer Institution eine völlig andere Perspektive in bezug auf den Mißbrauch an Mädchen und Jungen mit Entwicklungsstörungen eröffnen würde.

b. Einschätzung der Bedürfnisse

Es ist klar, daß sexuell mißbrauchte Mädchen und Jungen mit intellektueller Beeinträchtigung in dem derzeitigen System keine adäquate Fürsorge erfahren. Für Behandlungsprogramme, Beratungsstellen und Gesundheitsvorsorge wäre eine Einschätzung der Bedürfnisse hilfreich. Es ist wichtig, festzustellen, an wen sich die Betreffenden in der augenblicklichen Situation um Hilfe wenden und an wen nicht. Die Notwendigkeit für diese Art von Forschung sollte jedoch nicht die Änderungen aufschieben, die so dringend gebraucht werden.

c. Sexualstraftäter mit intellektueller Beeinträchtigung

Es bedarf weiterer Forschung, um die Anzahl der Sexualtäter mit Entwicklungsstörungen festzustellen. Aber noch dringlicher wird Forschung benötigt, um festzustellen, welche Rolle die Behinderung spielt, und zwar sowohl bei der Ausübung der Tat (z.B. mangelnde Sexualerziehung) wie bei der Festnahme des Täters (z.B. das Fehlen der Fähigkeiten, um das Geheimnis zu wahren) oder bei der Behandlung nach der Festnahme. Eine Einschätzung des Handlungsbedarfs im Hinblick auf den jugendlichen Sexualtäter wurde kürzlich in Toronto durchgeführt. Diese Art Forschung ist in ganz Kanada für erwachsene und jugendliche Täter erforderlich.

d. Behandlung

Forschung ist dringend erforderlich, um die Effektivität verschiedener Behandlungsprogramme und Beratungstechniken festzustellen und damit dem sexuell mißbrauchten Kind mit intellektueller Beeinträchtigung zu helfen. Forschung ist weiterhin notwendig, um das Spektrum von Zeichen und Symptomen sowie die Formen der Aufdeckung zu untersuchen, die bei Mädchen und Jungen mit Entwicklungsstörungen vorkommen. Forschung, die sich mit der Effektivität der Behandlungsprogramme und der verschiedenen Techniken bei der Behandlung von Tätern mit Entwicklungsstörungen befaßt, ist ebenfalls nötig.

4. Rechtsmittel

Das Gesetz „Bill C-15" hat die dritte und letzte Lesung im Sommer 1987 durchlaufen und trat im Januar 1988 in Kraft. Es ist zu hoffen, daß der Abschnitt des *Evidence Act,* der für jene Parteien oder ZeugInnen, die eine andere Sprache sprechen als diejenige, in der der Prozeß geführt wird, eine/n DolmetscherIn garantiert, im weitestmöglichen Sinn interpretiert wird, um DolmetscherInnen für Menschen mit begrenzten, aber (für eine entsprechende Person) verständlichen verbalen Fertigkeiten einzuschließen. Diese Änderungen verschaffen sexuell mißbrauchten Kindern und Jugendlichen mit intellektueller Beeinträchtigung einen vergleichbaren Zugang zum Rechtssystem wie anderen Kindern und Jugendlichen. Es ist entscheidend, daß es nicht allein bei diesen Änderungen bleibt. Sie müssen vielmehr ergänzt werden um die Weiterbildung von AnwältInnen und RichterInnen im Hinblick auf die Forschung über die Aussagekompetenz von Kindern sowie auf die verfügbaren Informationen über die Zeugnisfähigkeit von Menschen mit intellektueller Beeinträchtigung.

Anmerkungen

1. Die ethisch bedenkliche Natur der Lösung, die Möglichkeit der „Entdeckung" zu verringern, ohne den „Schutz" vor Mißbrauch zu vergrößern, ist nie hinterfragt worden.
2. Die Ironie liegt darin, daß sexuelle Übergriffe in institutionellen Einrichtungen offensichtlich häufig vorkommen (Musick 1984).
3. Die Aufdeckung des Mißbrauchs erfolge erst, wenn sie einen Teil des Kursmaterials vorgestellt hat und Kinder eröffnen, daß genau dies ihnen geschehen ist.
4. Diese Schätzung schließt Mißbrauch ohne körperlichen Kontakt wie Exhibitionismus ein. Sie schließt jedoch die Erfahrungen zahlreicher Menschen aus, die nicht wissen, in welchem Alter ihre Viktimisierung erfolgte.
5. Um die Referenz zu erleichtern, benutze ich männliche Pronomina, wenn ich vom Täter spreche. Dieser Gebrauch gibt das Geschlecht in den meisten Fällen korrekt wieder. Dies soll jedoch nicht heißen, das es keine Täterinnen gibt. (Wenn von Opfern/Kindern die Rede ist, wurde versucht, Formulierungen zu finden, die beide Geschlechter umfassen. Hier nur die weiblichen Pronomina zu verwenden – wie im Original – wäre der Lesbarkeit und Verständlichkeit des Textes abträglich. Anm. des Verlages.)
6. Auch die Eltern haben möglicherweise diese Angst, die sie daran hindert, den Mißbrauch zu melden, wenn sie davon wissen (Dickey 07/87).
7. Kinder weisen große individuelle Unterschiede bei der Reaktion auf sexuellen Mißbrauch auf. Demzufolge werde ich davon ausgehen – es sei denn, es ist ausdrücklich anders vermerkt –, daß Mädchen und Jungen mit Entwicklungsstörungen eine ebenso große Bandbreite von Symptomen erfahren wie andere Kinder.
8. Eine vereinheitlichte oder gesetzlich vorgeschriebene Verfahrensweise dieser Art gibt es bisher in der Bundesrepublik Deutschland nicht. Die Kontaktaufnahme zu Anlaufstellen, die zu sexuellem Mißbrauch arbeiten, Berufsgruppen organisieren etc., kann auf jeden Fall hilfreich für die Klärung eines Verdachts sein. (Anm. des Verlages.)
9. Es ist nicht bekannt, inwiefern dieser Prozeß gestört ist, wenn Kinder/Jugendliche sterilisiert wurden. Dies muß sicherlich als Formung der kindlichen Sexualität in einer „der Entwicklung nicht angemessenen" Art betrachtet werden. Siehe Rioux (1979) für eine Diskussion der psychologischen Auswirkungen des Sterilisationsprozesses auf Menschen mit intellektueller Beeinträchtigung.
10. Im deutschsprachigen Raum gibt es große Kritik an diesem Ansatz, Opfer und Täter gemeinsam zu behandeln. Die bisherigen Erfahrungen sprechen auch deshalb gegen diesen Ansatz, weil die Täter in der Regel kein Unrechtsbewußtsein zeigen und somit keine Motivation für eine Therapie aufbringen. Darüber hinaus fehlt in unserer Rechtsprechung weitestgehend die Mög-

lichkeit, die Täter durch gerichtliche Anordnung zur Therapie zu bewegen. (Anm. des Verlages.) – Kommentierte Bibliographien über die Behandlung von sexuellem Mißbrauch sind kostenlos erhältlich vom *National Clearinghouse on Family Violence.* Im deutschsprachigen Raum können Sie eine entsprechende Übersicht beim Donna Vita Fachhandel (Ruhnmark 11, D-2395 Maasbüll b. Flensburg) bestellen.

11. Im deutschsprachigen Raum sind spezielle Bücher zu diesem Teilaspekt noch nicht zu finden, obwohl es inzwischen vielfältige Literatur gibt, die verschiedene Facetten des Themas behandelt. (Anm. des Verlages.)
12. Das sollten sie auch nicht.
13. Diese schließen Gruppenheime, Schulen und institutionelle Einrichtungen, wo Kinder in großer Anzahl leben, ein.
14. Der Band 5 der Schriftenreihe Sexueller Mißbrauch, *Menschen mit Behinderungen,* enthält Beschreibungen und Einschätzungen zu spezifischen Präventionsprogrammen für diesen Bereich. (Anm. des Verlages.)
15. Selbst wenn eine Überprüfung erfolgt, finden Täter häufig eine neue Anstellung, weil sie kein Vorstrafenregister haben.
16. Diese Ansicht wurde vor Aufkommen der Intelligenztests lange vertreten. Mit der Einführung dieser Tests wurde die Intelligenzbewertung bei Angeklagten zu einem außerordentlich weitverbreiteten Verfahren. Der größte Teil der neueren Forschung im Hinblick auf das Strafrecht benutzt Intelligenzquotienten als einziges Kriterium für „geistige Behinderung". Meine diesbezüglichen Bedenken sind an anderer Stelle vermerkt.
17. Marshall und Barbaree arbeiten nicht ausschließlich mit Tätern mit intellektueller Beeinträchtigung, haben es jedoch mit einer beträchtlichen Anzahl von Tätern mit „niedrigem IQ" zu tun, sowohl bei ihren Untersuchungen als auch in ihren Behandlungsprogrammen.
18. Das kanadische Gesetz bringt dieselben Bedenken zum Ausdruck, indem es in bezug auf Sexualstraftaten definiert, was Einvernehmen ist und was nicht.
19. Dies sollte nicht als hinreichende Bedingung für die Unfähigkeit der Zustimmung betrachtet werden. Wie bereits gezeigt wurde, haben viele Jugendliche in Institutionen keinen Zugang zu Sexualaufklärung und würden demzufolge als unfähig angesehen, ihre Zustimmung zu geben.
20. Während das Gesetz veraltet war und Frauen mit Entwicklungsstörungen lebenslängliches Zölibat auferlegte, konnten sich jedoch Erwachsene, die Jugendliche und Erwachsene ausbeuteten, in diesem Netz verfangen.
21. Wenn die geistigen Fähigkeiten vorgeschlagener ZeugInnen bezweifelt werden, wird darüber immer noch erst bei einer *voir dire* Anhörung befunden werden.
22. Auch in der Bundesrepublik Deutschland wird die Glaubwürdigkeit von Kindern generell angezweifelt und fast immer ein Glaubwürdigkeitsgutachten eingeholt. (Anm. des Verlages.)

23. Es gibt keinen Anlaß, die Glaubwürdigkeit der Aussagen von Mädchen und Jungen mit intellektueller Beeinträchtigung zu diskutieren, solange alle Kinder für unfähig gehalten werden, glaubhaft Zeugnis abzulegen.
24. Es muß daran erinnert werden, daß das, was für ein Kind von zentraler Bedeutung ist, sich von dem, was Erwachsene als zentral ansehen würden, ziemlich unterscheiden kann (z.B. die Beschreibung des Täters).
25. Eine solche Frage wäre: „Kannst du mir sagen, ob es vor deinem Geburtstag oder nach deinem Geburtstag geschah?"
26. Die Verjährungsfrist in der Bundesrepublik Deutschland beträgt fünf Jahre bei sexuellem Mißbrauch an „Gefangenen, behördlich Verwahrten oder Kranken in Anstalten" (§174a) und zehn Jahre bei sexuellem Mißbrauch an Kindern. (Anm. des Verlages.)
27. Viele Menschen haben Bedenken, daß die Rechte des mutmaßlichen Täters durch den Einsatz von Videoaufnahmen und die Entfernung des Angeklagten aus dem Gerichtssaal eingeschränkt werden. Das sind Rechtsfragen, mit denen man sich beschäftigen muß.
28. Zur Arbeit mit anatomischen Puppen siehe Band 1 der Schriftenreihe Sexueller Mißbrauch, *Anatomische Puppen, Hilfsmittel für Therapie und Diagnostik* (Berlin: Donna Vita, 3. überarbeitete Neuauflage), hg. von Jörg Fegert und Marion Mebes.
29. Dies würde Gruppenheime, Schulen und Einrichtungen, in denen eine größere Anzahl von Kindern lebt, einbeziehen.
30. Diese sind im deutschsprachigen Raum vermutlich schwer zu finden. Als Anregung für eine gegenseitige Weiterbildung könnte der Berliner Arbeitskreis „Behinderung und Sexualität" dienen, wo sich Professionelle ähnlich den Berufsgruppen bei Wildwasser oder anderen Projekten zusammenfinden. (Anm. des Verlages.)

Abbildung 1

Vergleich von Berichten über Mißhandlung/Mißbrauch

	Kalifornien		King County, WA	
	Anzahl	%	Anzahl	%
Bevölkerung („normal")	24.330.00	100	1.269.750	100
Bevölkerung (mit Entwicklungsstörungen)	2.919.600	12	152.370	12
Von Kindesmißhandlung/ -mißbrauch berichteten (insgesamt)	97.329	0,004	nicht bekannt	–
Von sexuellem Mißbrauch berichteten (insgesamt)	5.840	0,00024	nicht bekannt	–
Von sexuellem Mißbrauch berichteten (Menschen mit Entwicklungsstörungen)	nicht bekannt	–	150	0,00098

Nach: Cowardin (1987)

Abbildung 2

Vier Vorbedingungen für sexuellen Kindesmißbrauch

I. Prädisposition zum Mißbrauch
   1. Erziehung zur männlichen Geschlechtsrolle
   2. Mißbrauchserfahrung in der Kindheit
   3. Folgen der Konfrontation mit Pornographie

II. Reduzierung der inneren Hemmungen
   1. Verharmlosung des zugefügten Schadens
   2. kulturelle Wahrnehmung der weiblichen Sexualität als Ware und der Kinder als Eigentum
   3. kulturelle Unterstützung aggressiven männlichen Sexualverhaltens
   4. keine Blutsverwandtschaft mit dem Kind
   5. Alkoholkonsum
   6. Pornographie
   7. Sexualisierung von Kindern in den Massenmedien

III. Reduzierung der sozialen Hemmungen
   1. Pornographie
   2. männliche Dominanz/strukturelle Macht
   3. Machtungleichheit zwischen Erwachsenen und Kindern

IV. Reduzierung des Widerstands des Kindes
   neun Risikofaktoren (siehe Abb. 3)

Nach: Russell (06/87)

Abbildung 3

Finkelhors neun Risikofaktoren

1. Das Kind ist emotional vernachlässigt.
2. Das Kind ist sozial isoliert.
3. Das Kind kennt den Erwachsenen.
4. Das Kind liebt den Erwachsenen.
5. Das Kind ist von den Verlockungen versucht, die ihr/ihm von einem Erwachsenen angeboten werden.
6. Das Kind fühlt sich hilflos und machtlos.
7. Das Kind begreift nicht, was geschieht.
8. Das Kind ist sexuell unterdrückt und verfügt über sexuelle Neugier.
9. Zwang.

Nach: Russell (06/87)

Abbildung 4

Verhaltensindikatoren für sexuellen Kindesmißbrauch

1. Übermäßig gefügiges Verhalten
2. hemmungsloses, aggressives Verhalten
3. pseudoreifes Verhalten
4. Hinweise auf sexuelle Aktivität
5. fortwährende und unangemessene sexuelle Spiele mit Gleichaltrigen oder Spielsachen oder mit sich selbst oder sexuell aggressives Verhalten gegenüber anderen
6. detailliertes und altersunangemessenes Wissen um sexuelles Verhalten (besonders bei jungen Kindern
7. frühes Eintreffen in und spätes Verlassen der Schule mit wenigen (wenn überhaupt) Fehlzeiten
8. wenige Beziehungen zu Gleichaltrigen oder Unfähigkeit, Freundschaften zu schließen
9. Fehlen von Vertrauen, besonders gegenüber Bezugspersonen
10. mangelnde Teilnahme an schulischen und sozialen Aktivitäten
11. Unfähigkeit, sich in der Schule zu konzentrieren
12. plötzlicher schulischer Leistungsabfall
13. außergewöhnliche Angst vor männlichen Personen (in Fällen eines männlichen Täters und bei weiblichen Opfern)
14. verführerisches Verhalten gegenüber Männern (im Fall eines männlichen Täters und eines weiblichen Opfers)
15. von zu Hause weglaufen
16. Schlafstörungen
17. regressives Verhalten
18. sich zurückziehen
19. klinische Depression
20. Selbstmordgedanken

Nach: Sgroi (1982, S. 40f.)

Abbildung 5

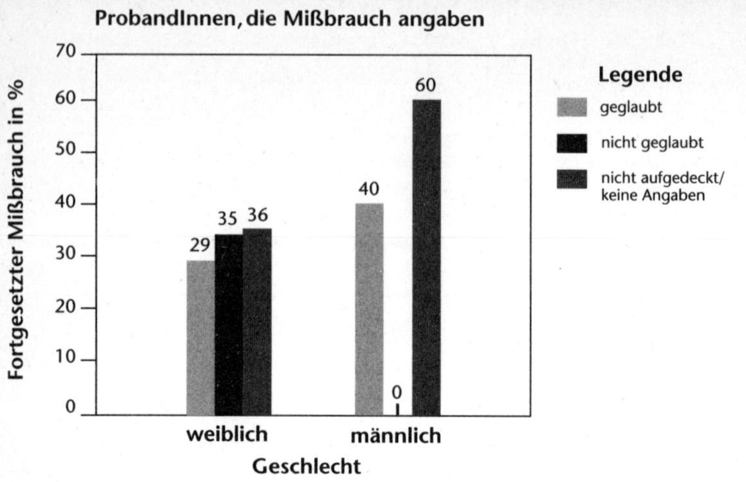

Zahlenangaben von S. Hard

Abbildung 6

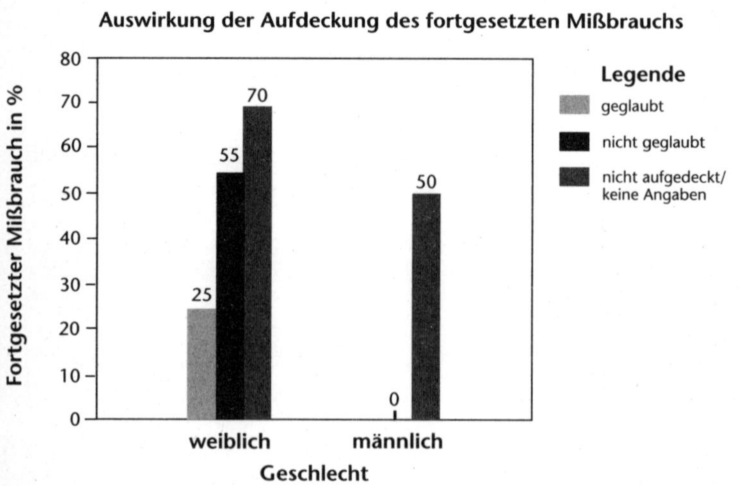

Zahlenangaben von S. Hard

Abbildung 7

Erstgespräche mit behinderten Opfern

1. Identifizieren Sie die Behinderung (z.B. Verständnisebene, Körpersprache oder beeinträchtigtes Hörvermögen; psychiatrisches oder soziales Problem).
2. Entscheiden Sie, ob die Behinderung das Gespräch beeinträchtigen wird, und beschaffen Sie sich gegebenenfalls Hilfe oder Rat von einem Familienmitglied oder anderen MitarbeiterInnen, die Erfahrung mit behinderten KlientInnen haben.
3. Schätzen Sie die Auswirkung der sexuellen Gewalt auf das Verhalten ein (befragen Sie z.B.die Familienmitglieder, ob dies eine gewöhnliche Reaktion auf Streß ist und/oder welche Veränderungen sie im Verhalten des Opfers bemerkt haben).
4. Fahren Sie mit der üblichen Vorgehensweise fort, und passen Sie es der Ebene der Belastbarkeit der/des Betreffenden an. Stellen Sie sich darauf ein, sich zusätzliche Zeit für das Opfer und die Familie zu nehmen.
5. Achten Sie darauf, ihre stereotypen Vorurteile nicht auf das Opfer zu projizieren und statt dessen das Opfer und dessen Familie unter Anerkennung der Auswirkungen der Viktimisierung sorgfältig zu beobachten, einzuschätzen und in respektvoller und freundlicher Weise mit ihnen zu reden.
6. Protokollieren Sie das Interview in einer Sprache, die die/den Betreffende/n und ihre/seine Familie respektiert, zugleich objektiv berichtet, was Sie herausgefunden haben.
7. Seien Sie darauf vorbereitet, mit anderen MitarbeiterInnen, die mit dem Opfer zu tun haben, zu kooperieren. Verschaffen Sie sich zunächst die Erlaubnis des Opfers, mit der Einrichtung zu sprechen, und halten Sie das Opfer anschließend informiert, wobei Sie sich vergewissern sollten, daß die Einrichtung weiß, daß Sie dem Opfer und dessen Familie Bericht erstatten.

Nach: Burgess & Holmstrom (1987, S. 72f.)

Abbildung 8

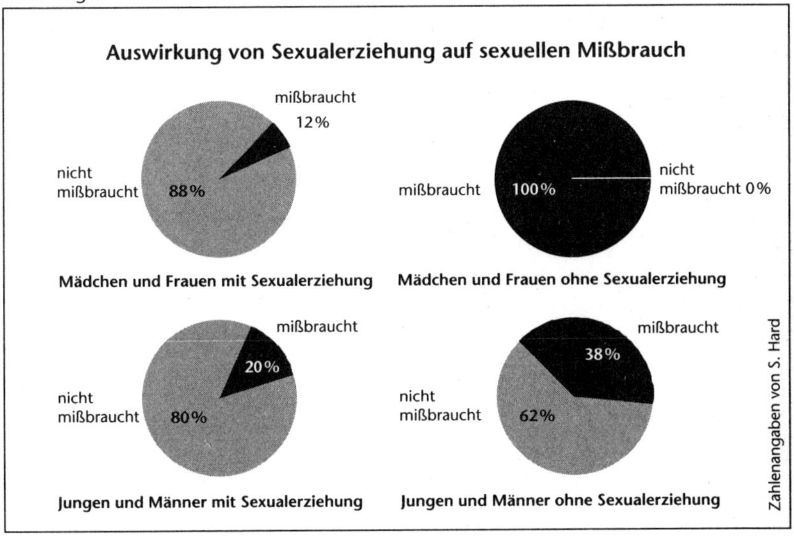

Abbildung 9

Themen von Richtlinien

1. Disziplin
2. Berührungen
3. Gespräche
4. Geheimnisse
5. Privatheit
6. Grenzen
7. sexuelles Klima
8. Bekleidung
9. allein oder mit ZeugInnen

Aus einem Workshop zu Mißbrauch in Institutionen, vorgestellt von Ross Dawson (06/87).

Abbildung 10

Wie vermeiden Institutionen Klagen wegen Pflichtversäumnissen

A. Vorbereitung
Beschaffen von umfassender Information über das Kind
Ausbildung, um mit den Bedürfnissen des Kindes umzugehen
Pflegeplan

B. Die Vorgehensweisen befolgen
Disziplinarmaßnahmen
Zeugenaussagen festhalten
Notizen machen

C. Offenes Gespräch
SozialarbeiterInnen auf dem laufenden halten (über positive wie negative Entwicklungen)
frühzeitig um Hilfe bitten
sich Unterstützung/Entlastung verschaffen, falls nötig
Einschätzung/medizinische Hilfe
Bildungsmaßnahmen für Pflegemütter *und* -väter

Aus einem Workshop zu Mißbrauch in Institutionen, vorgestellt von Ross Dawson (06/87).

Abbildung 11

Einschätzung kognitiver Fähigkeiten

1. Wiedererkennen und Erinnern von Gesichtern kann eine einfache Aufgabe sein, da keine Einübung erforderlich.
2. Probleme mit dem akustischen Gedächtnis können es erschweren, sich an Gespräche zu erinnern.
3. Erinnern verschiedener Gespräche, präziser Zeiten und Orte kann der Fähigkeit von Menschen mit Entwicklungsstörungen, die Tatsachen des Vorfalls [sic] mit der/dem GesprächspartnerIn zu diskutieren, entgegenstehen.
4. Begleitende Defizite bei Artikulation, Sprachproduktion und verbalen Fähigkeiten können die Kommunikation noch zusätzlich gefährden.
5. Es ist entscheidend, die kognitiven Stärken und Schwächen der/des Betreffenden individuell einzuschätzen, um zu einer korrekten und aussagekräftigen Einschätzung der Kompetenz zu gelangen.
6. Viele Menschen mit einer Entwicklungsverzögerung mögen wissen, daß Vergewaltigung schlecht ist, ohne eine klare Vorstellung zu haben, was Vergewaltigung oder schlecht bedeutet.
7. Das Gespräch findet häufig statt, um den Geisteszustand der/des Betreffenden zum Tatzeitpunkt festzustellen. Das kann angesichts der vielfältigen kognitiven Defizite von Menschen mit geistigen Behinderungen zu Problemen führen. Es ist von entscheidender Bedeutung zu versuchen, zusätzlich zu dem ausführlichen Bericht über das Vergehen an sich eine detaillierte Beschreibung der Aktivitäten der/des Betreffenden am Tage des mutmaßlichen Vergehens zu erhalten. Von Familienmitgliedern und eventuellen ZeugInnen sowie aus Polizeiberichten sollten zusätzliche Informationen gewonnen werden, um die Eindrücke der/des Betreffenden entweder zu erhärten oder zu widerlegen.
8. Der Grad der Passivität und Manipulierbarkeit der/des Betreffenden muß berücksichtigt werden.

Nach: Blomberg (o.J.)

Abbildung 12

Verhaltensdiagnostik und Behandlung von Sexualstraftätern

	Problembereiche	Behandlungs-methoden	Untersuchungs-methoden
Variablen der Erregung	Übermäßige Erregung bei devianten Stimuli	Aversive Verhaltens-suppressionsmethoden 1. verdeckte Sensibilisierung 2. elektrisch induzierte Aversion 3. geruchlich induzierte Aversion 4. chemisch induzierte Aversion 5. Biofeedback-gestützte Suppression 6. Sättigung	Aufzeichnungen am Penis Selbstbericht/ Selbsteinschätzung Klinische Interviews
	Defizitäre Erregung bei nicht devianten Stimuli	Erregung auf nicht deviante Schlüsselreize 1. Konditionierung des Masturbationsverhaltens 2. Exposition 3. Löschen 4. systematische Desensibilisierung	
Defizite bei sozialen Fertigkeiten	Prosoziale Fertigkeiten Durchsetzungs-fähigkeit	Vermittlung prosozialer Fertigkeiten Selbstsicherheitstraining	Verhaltens-therapeutische Rollenspiel-Verfahren Selbsteinschätzungs-inventare Klinische Interviews
Sexuelles Verhalten	Sexuelle Funktions-störungen Sexuelles Wissen	Therapie Sexualerziehung	Fragebögen zum Sexualverhalten Test des sexuellen Wissens Klinische Interviews
Kognitiv/ sozial	Haltungen Wahrnehmung Unterscheidungs-vermögen	?	Burt Skala ?

Aus: *The Sexual Aggressor* von J.G. Greer und J.R. Stuart (Hg.), New York 1983

Literatur

Aguilar, S. (1984): „Prosecuting cases of physical and sexual assault of the mentally retarded." In: *Prosecutors Notebook,* Vol. III, California District Attorney's Association

Alexander, J. (1979): „Child abuse and the developmentally disabled: An overview." In: *Child Abuse und Developmental Disabilities: Essays.* US Department of Health Education and Welfare

Allen, C.V. (1980): *Daddy's Girl.* New York, Wyndham

Appelbaum, A.S. (1980): „Developmental retardation in infants as a concomitant of physical child abuse." In: G. Williams und J. Money (Hg.): *Traumatic Abuse and Neglect of Children at Home.* Baltimore, Johns Hopkins University Press, S. 304-310

Armstrong, L. (1985): *Kiss Daddy Goodnight. Aussprache über Inzest.* Frankfurt/M., Suhrkamp

A.W. 637 P. 2d 366 (Colo. 1981)

Badgley et al. (1984): *Committee on Sexual Offences Against Children and Youths.* Minister of Supply and Services, Canada

Bagley, C. & Ramsay, R. (1986): „Sexual abuse in childhood: Psychosocial outcomes and implications for social work practice." In: *Journal of Social Work and Human Sexuality 4,* S. 1f., S. 33-47

Bahrick, H.P., Bahrick, P.O. & Wittinger, R.P. (1975): „Fifty years of memory for names and faces: A cross-sectional approach." In: *Journal of Experimental Psychology:* General 104, S. 54-75

Baladerian, N.J. (o.J.): ICAN Child Sexual Abuse Task Force: *Sub-Committee report on developmentally disabled survivors*

Baladerian, N.J.(1976): „How to Approach Sexuality". Vortrag auf der Southern California Regional American Association on Mental Deficiency Conference, Newport Beach, California, 29. Januar

Baladerian, N.J. (1985 a): „Prevention of sexual exploitation of developmentally disabled adults." Vortrag vor der Versammlung der California Association of Post-secondary Educators of the Disabled. Sacramento, CA

Baladerian, N.J. (1985 b): Response to: „Prosecuting cases of physical and sexual assault of the mentally retarded", hg. von der California District Attorney's Association

Baladerian, N.J. mit Dankowski, K. & Jackson, T. (1986): *Survivor,* Volumes I, II und III. California Community Foundation

Barth, R. & Blythe, B. (1983): „The contribution of stress to child abuse." In: *Social Service Review,* September, S. 477-488

Bender, L. & Blau, A. (1937): „The reaction of children to sexual relations with adults." In: *American Journal of Orthopsychiatry* 7, S. 500

Bennett, B., Vockell, E. & Vockell, K. (1972): „Sex education for EMR adolescent

girls: An evaluation and some suggestions." In: *Journal for Special Educators of Mentally Retarded* 9, S. 3-7
Bernstein, N.R. (1985): „Sexuality in mentally retarded adolescents." In: *Medical Aspects of Human Sexuality* 19 (11), S. 50-52, 57, 60f.
Blomberg, P.S. (o.J.): *The Sexually Assaulted, Developmentally Delayed Person ... The Victim no one believes ...* Fact sheet on informed consent assessment and evaluation procedures for persons with a developmental disability
Blomberg, P.S. (1986): „Vulnerability issues of children with developmental disabilities: Sexual exploitation, the problems, solutions, and assessments". Paper presented at Current Issues for Child Abuse Professionals Conference, 3. Dezember
Blomberg, P.S. (1987): „The Evaluation of a Prevention of Sexual Abuse Program for Persons with Developmental Disabilities". Unveröffentlichte Magisterarbeit. University of California at Davis
Blumberg, M.L. (1979): „Character disorders in traumatized and handicapped children." In: *American Journal of Psychotherapy 33* (2), S. 201-213
Brown, B.S. & Courtless, T.F. (1969): „The mentally retarded offender." In: R.C. Allen (Hg.): *Readings in Law and Psychiatry.* Baltimore, Johns Hopkins University Press
Browne, A. & Finkelhor, D. (1986): „Impact of child sexual abuse: A review of the research." In: *Psychological Bulletin* 99 (1), S. 66-77
Burgess, A.W., Groth, A. N., Holmstrom, L.L. & Sgroi, S.M. (1978): *Sexual Assault of Children and Adolercents.* Lexington, MA, Lexington Books
Burgess, A.W. & Holmstrom, L.L. (1978): „Complicating factors in the sexual assault of adolescent victims." In: Burgess, A.W. et al. (Hg.): *Sexual Assault of Children and Adolescents,* Lexington, MA, Lexington Books
Butler, S. (1978): *Conspiracy of Silence.* San Francisco, CA, New Glide
Caffey, J. (1974): „The whiplash shaken infant syndrome: Manuel shaking by the extremities with whiplash-induced intracranial and intra- ocular bleedings, linked with residual permanent brain damage and mental retardation." In: *Pediatrics 282,* S. 933-939
Camblin, L.D. (1982). „A survey of state efforts in gathering information on child abuse and neglect in handicapped populations." In: *Child Abuse and Neglect 6,* S. 465-472
Canadian Association for Community Living (CACL) (1986): *Brief to the Legislative Committee of the House of Commons on Bill C-15,* 19. Dezember
Chamberlain, A., Rauh, J., Passer, A., McGrath, M. & Burket, R. (1984): „Issues in fertility control for mentally retarded female adolescents: I.Sexual activity, sexual abuse, and contraception." In: *Pediatrics 73* (4), S. 445-450
Chi, M.T.H. (1987): „Knowledge structures and memory development." In: Siegler, R. (Hg.): *Children's Thinking: What Develops?* Hillsdale, NJ, Erlbaum
Colby, I. & Colby, D. (1987): „Videotaping the child sexual abuse victim." In:

Social Casework: The Journal of Contemporary Social Work, Februar, S. 117-121
Cole, S.S. (1986): „Facing the challenges of sexual abuse in persons with disabilities." In: *Sexuality and Disability 7* (3-4), S. 71-87
Coleman, E.M. & Murphy, W.D. (1980): „A survey of sexual attitudes and sex education programs among facilities for mentally retarded". In: *Applied Research in Mental Retardation 1* (3-4), S. 269-276
Committee on Abuse of Persons with Disabilities (1985), Subcomittee of ICAN Task Force on Sexual Abuse Report: *Results of Country-wide Regional Centres Survey on Abuse Reporting, Follow-up,* Professional Training, August
Conte, J.R. (1986): *A Look at Child Sexual Abuse.* National Committee for Prevention of Child Abuse
Conte, J.R. & Berliner, L. (1981): „Sexual abuse of children: Implications for practice." In: *Social Casework* 62, S. 601-606
Cowardin, N.W. (1986): „Preventing Sexual Exploitation of Adolescents with Exceptional Needs". Unveröffentlichtes Manuskript
Cowardin, N.W. (1987): Child Abuse and the Developmentally Disabled. Almansor Education Centre, 16. Januar. Unveröffentlichtes Manuskript
Dawson, R. (1984): *The Abuse of Children in Foster Care: A Study of Incidence, Characteristics, and Precipitating Characters.* Toronto, Ontario Association of Children's Aid Societies
Dent, H.R. & Stephenson, G.M. (1979): „Identification evidence: Experimental investigations of factors affecting the reliability of juvenile and adult witnesses." In: Farrington, D.P., Hawkins, K. & Lloyd-Bostock, S.M. (Hg.): *Psychology, Law, and Legal Processes.* Atlantic Highlands, NJ, Humanities Press
de Young, M. (1986): „A conceptual model for judging the truthfulness of a young child's allegation of sexual abuse." In: *American Journal of Orthopsychiatry 56* (4), S. 550-559
Diamond, L. & Judes, P. (1983): „Child abuse in cerebral palsied population." In: *Developmental Medicine and Child Neurology 26,* S. 169-174
Dillon, J. (1980): *Medical Treatment and Criminal Law,* Law Reform Commission of Canada, Working Paper 26
Durkin, R. (1982): „No one will thank you: First thoughts on reporting institutional abuse." In: Hanson, R. (Hg.): *Institutional Abuse of Children and Youth. Child an Youth Services 4* (1-2), S. 109-114
Edgerton, R.B. & Dingman, H.F. (1964): „Good reasons for bad supervision: 'Dating' in a hospital for the mentally retarded." In: *The Psychiatric Quarterly Supplement,* Teil 2, S. 1-13
Edmonson, B., McCombs, K. & Wish, J. (1979): „What retarded adults believe about sex." In: *American Journal of Mental Deficiency 84,* S. 11-18
Edmonson, B. & Wish, J. (1975): „Sex knowledge and attitudes of moderately retarded males." In: *American Journal of Mental Deficiency 80,* S. 172-179
Elierstein, N.S. & Canavan, W. (1980): „Sexual abuse of boys." In: *American Jour-*

nal of the Diseases of Childhood 134, S. 255-257
Elmer, E. & Gregg, G.S. (1967): „Developmental characteristics of abused children." In: *Pediatrics 40*, S. 596-602
Elonen, A.S. & Zwarensteyn, S.B. (1975): „Sexual trauma in young blind children." In: *New Outlook for the Blind* 69, S. 440-442
Endicott, O. (1987): „To tell the truth: Can our courts hear the evidence of persons with a mental disability?" In: *Entourage 2* (2), S. 23-25
Fifield, B.B. (1986): „Ethical issues related to sexual abuse of disabled persons." In: *Sexuality and Disability 7* (3-4), S. 102-109
Finkelhor, D. (1979): *Sexually Victimized Children.* New York, Free Press
Finkelhor, D. (1984): *Child Sexual Abuse: New Theory and Research.* New York, Free Press
Finkelhor, D. & Araji, S. (1983): „The prevention of child sexual abuse: A review of current approaches." In: *SAPR*, df 17,21. Dezember
Finkelhor, D. & Browne, A. (1985): „The traumatic impact of child sexual abuse: A conceptualization." In: *American Journal of Orthopsychiatry 55* (4), S. 530-541
Finkelhor, D. & Associates (1986): *A Sourcebook on Child Sexual Abuse.* Beverly Hills, CA, Sage Publications
Fischer, H.L. & Krajicek, M. (1974): „Sexual development of the moderately retarded child: Level of information and parental attitudes." In: *Mental Retardation 12* (3), S. 28-30
Fisher, G. & Field, S. (1985): „Self-protection education for disabled youth: A priority need." In: *CDEI Journal 8*, S. 7-16
Forchuk, C., Pitkeathly, Cook, Allen & St. Denis McDonald (1984): „Sex education and the mentally retarded." In: *Canadian Nurse 80* (April), S. 36-39
Forseth, L.B. & Brown, A. (1981): „A survey of intrafamilial sexual abuse treatment centres: Implications for intervention." In: *Child Abuse and Neglect 5*, S. 177-186
Foxx, R.M. (1976): „The use of overcorrection to eliminate the public disrobing (stripping) of retarded women." In: *Behavior Research and Therapy 14*, S. 53-60
Friedman, E. (1972): „Missing in the life of the retarded individual: Reflections on Sol Gordon's paper." In: *Journal of Special Education 5*, S. 365
Friedman, P.R. (1976): *The Rights of Mentally Retarded Persons.* New York, Avon Books
Friedrich, W. N. & Boriskin, J. A. (1978): „Primary prevention of child abuse: Focus on the special child." In: *Hospital and Community Psychiatry 29* (4), S. 248-251
Friedrich, W.N. & Reams, R.A.: „Course of psychological symptoms in sexually abused young children." In: *Psychotherapy 2*, Vol. 24, S. 160-170
Gager, N. & Scheier, C. (1976): *Sexual Assault: Confronting Rape in America.* New York, Grossett and Dunlop

Gebhard, P.H., Gagnon, J.H., Pomeroy, W.B. & Christianson, C.V. (1965): *Sex Offenders: An Analysis of Types.* New York, Harper & Row

Geist, C.S., Knudson, C. & Sorenson, K. (1979): „Practical sex education for the mentally retarded." In: *Journal of Applied Rehabilitation Counseling 10* (4), S. 186-189

Gil, D.G. (1970): „Violence against children." In: *Journal of Marriage and the Family 33,* S. 637-648

Gil, E. (1979): *Handbook for Understanding and Preventing Abuse and Neglect of Children in Out-of-Home Care.* San Francisco Child Abuse Council

Gil, E. (1982a): *Foster Parenting Abused Children.* National Committee for Prevention of Child Abuse

Gil, E. (1982b): „Institutional abuse of children in out-of-home care." In: Hanson, R. (Hg.): *Institutional Abuse of Children and Youth 4* (1-2). New York, The Haworth Press, S. 7-13

Glaser, D. & Bentovim, A. (1979): „Abuse and risk to handicapped and chronically ill children." In: *Child Abuse and Neglect 3,* S. 565-575

Goodman, G.S. & Helgeson, V.S. (1985): *Child Sexual Assault: Children's Memory and the Law.* Vorträge vor der National Policy Conference on Legal Reforms in Child Sexual Abuse Cases, National Legal Resource Center for Child Advocacy and Protection, Washington, DC, im März, S. 43-60

Goodman, G.S., Hirschman, J. & Rudy, L. (1987): „Children's Testimony: Research and Policy Implications." Vortrag während der Society for Research in Child Development Meetings, Baltimore, MD, im April

Goodman, L. (1973): „The sexual rights of the retarded – A dilemma for parents." In: *The Family Coordinator 22,* S. 472-474

Goodwin, J. (1981): „Suicide attempts in sexual abuse victims and their mothers." In: *Child Abuse and Neglect 5,* S. 217-221

Green, F.C. (1976): „What will it cost the child if I don't report?" In: Thomas, M.A. (Hg.): *Children Alone: What Can be Done about Abuse and Neglect.* The Council for Exceptional Children

Green, D.T. (1983): „A human sexuality program for developmentally disabled women in a sheltered workshop setting." In: *Sexuality and Disability 6* (1), S. 20-24

Greenland, C. (1983): „Sex law reform in an international perspective: England and Wales and Canada." In: *Bulletin of the American Academy of Psychiatry and the Law 11* (4), S. 309-330

Hall, J. (1974): „Sexual behavior." In: Wortis, J. (Hg.): *Mental Retardation and Developmental Disabilities – An Annual Review,* Vol. VI. New York, Brunner/Mazel, S. 178-212

Hall, J.E. & Morris, H.L. (1976): „Sexual knowledge and attitudes of institutionalized and non-institutionalized retarded adolescents. In: *American Journal of Mental Deficiency 80,* S. 382-387

Hall, J.E., Morris, H.L. & Barker, H.R. (1973): „Sexual knowledge and attitudes of mentally retarded adolescents." In: *American Journal of Mental Deficiency 77*, S. 706-709

Hard, S. (1986): „Sexual Abuse of the Developmentally Disabled: A Case Study." Vortrag auf der National Conference of Executives of Associations for Retarded Citizens. Omaha, Nebraska, 22. Oktober

Herman, J.L. (1981): *Father-Daughter Incest.* Cambridge, MA, Harvard University Press

Hirayama, H. (1979): „Management of the sexuality of the mentally retarded in institutions: Problems and issues." In: Kunkel, D. (Hg.): *Sexual Issues in Social Work.* Honolulu, Hawaii, University of Hawaii, School of Social Work

Hunter, R.S., Kilstrom & Loda (1985): „Sexually abused children: Identifying masked presentations in a medical setting." In: *Child Abuse and Neglect 9* (1), S. 17-25

Jenny, C., Sutherland, S.E. & Sandahl, B.B. (1986): „Developmental approach to preventing the sexual abuse of children." In: *Pediatrics 78* (6), S. 1034-1038

Johnson, M.K. & Foley, M.A. (1984): „Differentiating fact from fantasy: The reliability of children's memory." In: *Journal of Social Issues 40* (2), S. 33-50

Johnson, W.R. & Kempton, W. (1981): Sex *Education and Counseling of Special Groups: The Mentally and Physically Disabled, Ill and Elderly.* Springfield, IL, Charles C. Thomas Publisher

Jones, D.P.H. & McQuiston, M. (1984): „Interviewing the sexually abused child – II Principles and practice." In: Bross, D.C. (Hg.): *Multidisciplinary Advocacy for Mistreated Children.* Denver, CO, National Association of Council for Children

Katan, A. (1973): „Children who were raped." In: *Psychoanalytic Study of the Child 28*, S. 208-224

Kempe, C.H. (1985): „Introduction: International perspectives and prospects regarding assault against children." In: Meier, J.H. (Hg.): *Assault Against Children: Why it Happens, How to Stop It.* San Diego, College-Hill Press

Kempton, W. (1977): „The mentally retarded person." In: Gochros, H.L. & Gochros J.S. (Hg.): *The Sexually Oppressed.* New York, Association Press

Kercher & McShane, M. (1984): „The prevalence of child sexual abuse victimization in an adult sample of Texas residents." In: *Child Abuse and Neglect 8*, S. 495-502

Kline, D.F.(1979): „The consequences of neglected cases." In: Thomas, A.M. (Hg.): *Children Alone: What Can Be Done about Abuse and Neglect.* Reston, VA, Council for Exceptional Children, S. 53-60

Knopp, F.H. (1984): *Retraining Adult Sex Offenders: Methods and Models.* Syracuse, NY, Safer Society Press

Langevin, R. (1983): *Sexual Strands: Understanding and Treating Sexual Anomalies in Men.* Hillsdale, NJ, Erlbaum

Lewis, M. & Sarrell, P.M. (1969): „Some psychological aspects of seduction, incest and rape in childhood." In: *Journal of the American Academy of Child Psychiatry 8*

Loftus, E.F. (1979): *Eyewitness Testimony.* Cambridge, MA, Harvard University Press

Longo, R.E. & Gochenour, C. (1981): „Sexual assault of handicapped individuls." In: *Journal of Rehabilitation 47,* S. 24-27

MacDonald, J.M. (1973): *Indecent Exposure.* Springfield, IL, Charles C. Thomas Publisher

MacPherson, C. (1984): „Metro defence courses teach disabled to survive." In: *Toronto Star,* 6. Februar, B 3

Markin, K. (1987): „Jail decision boosts rights for prisoners." In: *Globe and Mail,* 29. Januar

Marin, B.V., Homes, D.L., Guth, M. & Kovac, P. (1979): „The potential of children as eyewitnesses." In: *Law and Human Behavior 3* (4), S. 295-306

Marquis, K.H., Marshall, J. & Oskamp, S. (1972): „Testimony validity as a function of question form, atmosphere, and item difficulty." In: *Journal of Applied Social Psychology 2,* S. 167-186

Marshall, W.L., Barbaree, H.E. & Christophe, D. (1986): „Sexual offenders against female children: Sexual preference for age of victims and type of behavior." In: *Canadian Journal of Behavioral Science 18* (4), S. 424-439

Martin, H.P., Beezley, P., Conway, E.F. & Kempe, C.H. (1974): „The development of abused children." In: *Advances in Pediatrics 21*, S. 25-73

Mathews, F. (o.D.): *Adolescent Sex Offenders: A Needs Study.* Central Toronto Youth Services

Mayer, A. (1983): *Incest: A Treatment Manual for Therapy with Victims. Spouses and Offenders.* Holmes Beach, FL, Learning Publications

McCauley, J., Gorman, R.L. & Guzinski, G. (1986): „Toluidine blue in the detection of perineal lacerations in pediatric and adolescent sexual abuse victims." In: *Pediatrics 78* (6), S. 1039-1043

McKague, C. (1981): „The competency of a mentally handicapped person to testify." In: *Just Cause,* S. 19-22

Mian, M., Wehrspann, W., Klajner-Diamond, H., LeBaron, D. & Winder, C. (1986): „Review of 125 children 6 years of age and under who were sexually abused." In: *Child Abuse and Neglect 10,* S. 223-229

Miller, P. (1976): *Blaming the Victim of Child Molestation: An Empirical Analysis.* Dissertation, Northwestern University. Dissertation Abstracts International, University microfilms No. 77-10069

Ministry of Community and Social Services (1978): *Guidelines for the Investigation of Resident Abuse & Suspected Resident Abuse in Facilities for the Mentally Retarded*

Minnesota Program for Victims of Sexual Assault (1983): *Are Children with Disabilities Vulnerable to Sexual Abuse?*

Mitchell, L.K. (1985): *Behavioral Intervention in the Sexual Problems of Mentally-Handicapped Individuals: In residential and home settings.* Springfield, IL, Charles C. Thomas Publisher

In the interest of MKR – a child, 515 *Southwestern Reporter* 2d 467 (Mo. 1974)

Moglia, R. (1986): „Sexual abuse and disability." In: *SIECUS Report,* März, S. 9f.

Mohr, J.W., Turner, R.W. & Jerry, M.B. (1964): *Pedophilia and Exhibitionism.* Toronto, University of Toronto Press

Morgenstern, M. (1973): „Community attitudes toward sexuality of the retarded." In: de la Cruz, F.F. & LaVeck, G.D. (Hg.): *Human Sexuality and the Mentally Retarded.* New York, Brunner/Mazel

Morse, C. Sahler O. & Friedman S. (1970): „A three-year follow-up study of abused and neglected children." In: *American Journal of Diseases of Children 120,* S. 439-446

Mrazek, P.B. & Kempe, C.H. (Hg.) (1981): *Sexually Abused Children and Their Families.* New York, Pergamon Press

Murphy, W.D., Coleman, E.M. & Abel, G.G. (1983): „Human sexuality in the mentally retarded." In: Matson, J. & Andrasik, F. (Hg.): *Treatment Issues and Innovations in Mental Retardation.* New York, Plenum Press

Murphy, W.D., Coleman, E.M. & Haynes (1983): „Treatment and evaluation issues with the mentally retarded sex offender." In: Greer, J.G. & Stuart, I.R. (Hg.): *The Sexual Aggressor.* New York, Van Nostrand Reinhold

Murphy, L. & Della Corte, S. (1987): „Abuse and the special child." In: *Special Parent Special Child 3* (1), S. 1-6

Musick, J.L. (1984): „Patterns of institutional sex assault." In: *Response to Violence in the Family and Sexual Assault 7* (3), S. 1f. und 10f.

PACER (1986): *Parent Advocacy Coalition for Educational Rights, A Resource Manual on Child Abuse.* Minneapolis

Per-Lee, M.S. (1981): *Victim Witness Project for the Handicapped: Victim Justice for Disabled Persons: A Resource Manual.* Washington, DC, Gallaudet College

Perrin, J.C. et al. (1976): „A considered approach to sterilization of mentally retarded youth." In: *American Journal of Diseases of Children 130,* S. 288-290

Peters, S.D. (1984): „The Relationship between Childhood Sexual Victimization and Adult Depression among Afro-American and White Women". Unveröffentl. Dissertation, Univ. of California at Los Angeles, Univ. Microfilms, No. 84-28, 555

Poirier, P. (1986): „Testing of child witnesses assailed as abuse incentive." In: *The Globe and Mail,* 28. November

Price, J.M. & Valdiserri, E.V. (1981): „Childhood sexual abuse: A recent review of the literature." In: *Journal of American Medical Women Association 36,* S. 232-34

Rimsza, M.E. & Niggemann, E.H. (1982): „Medical evaluation of sexually abused children: A review of 311 cases." In: *Pediatrics 69,* S. 8-14

Rioux, M.H. (1979): „Sterilization: Implications for mentally retarded and mentally ill persons." *Working Paper 24.* Law Reform Commission of Canada

Rogers, K. (1972): „For her own good." In: *Law and Society Review 7* (2), S. 223-246

Rose, L. (1986): „Sexual assault in special needs populations." In: *SIECUS Report 1* (1), S. 20-26

Rush, F. (1989): *Das bestgehütete Geheimnis: Sexueller Kindesmißbrauch.* Berlin, Orlanda

Rush, F. (1983): „The Freudian Cover-up." Article distributed at Counselling the Sexual Abuse Survivor Conference in Winnipeg, 1985

Russell, D.E.H. (1983): „The incidence and prevalence of intrafamilial and extra-familial sexual abuse of female children." In: *Child Abuse and Neglect: The International Journal 7,* S. 2

Russell, D.E.H. (1984): *Sexual Exploitation: Rape, Child Sexual Abuse, and Workplae Harassment.* California, Sage Publications, Inc.

Russell, D.E.H. (1986): „The incest legacy: Why today's abused children become tomorrows's victims of rape." In: *The Sciences,* März/April, S. 28-32

Ryerson, E. (1984): „Sexual abuse and self-protection education for developmentally disabled youth: A priority need." In: *SIECUS Report 13* (1), S. 6f.

Sanders, G.S. & Warnick, D. (1981): „Some conditions maximizing eye-witness accuracy: A learning / memory model." In: *Journal of Criminal Justice 9,* S. 136-142

Sandgrund, A., Gaines, R.W. & Green, A.H. (1974): „Child abuse and mental retardation: A problem of cause and effect." In: *American Journal of Mental Deficiency 79* (3), S. 327-330

Sank, C. & LaFleche, E. (1981): „Special sisters. Health issues for mentally retarded women." In: *Off Our Backs,* Mai, S. 26

Santamour, M.B. & West, B. (1978): „The retarded offender and corrections." In: *Mental Retardation and the Law,* Oktober, S. 25-37

Schilling, R.F., Kirkham & Schinke (1986): „Do child protection services neglect developmentally disabled children?" In: *Education and Training of the Mentally Retarded,* März, S. 21-26

Seagull, E.A.W. & Scheurer, S.L. (1986): „Neglected and abused children of mentally retarded parents." In: *Child Abuse and Neglect 10,* S. 493-500

Seemanova, E. (1971): „A study of the children of incestuous matings." In: *Human Heredity 2,* Vol. 21, S. 111

Selling, L.S. (1939): „Types of behavior manifested by feeble-minded sex offenders." In: *Proceedings from the American Association on Mental Deficiency 44,* S. 178ff.

Sengstock, W.L. & Vergason, G.A. (1970): „Issues in sex education for the retarded." In: *Education and Training of the Mentally Retarded 5,* S. 99-103

Sgroi, S.M. (1982): *Handbook of Clinical Intervention in Child Sexual Abuse.* Lexington, MA, Lexington Books

Shore, D.A. (1982): „Sexual abuse and sexual education in childcaring institutions." In: *Journal of Social Work and Human Sexuality 1* (Herbst/Winter), S. 171-184

Silber, T.J. & Controni, M.S. (1982): „Clinical spectrum of pharyngeal gonorrhea in children and adolescents: Report of 16 patients." In: *Journal of Adolescent Health Care, 1.* Juli

Silbert, M.H. & Pines, A.M. (1981): „Sexual child abuse as an antecedent to prostitution." In: *Child Abuse and Neglect 5,* S. 407-411

Simonds, J.F. (1980): „Sexual behaviors in retarded children and adolescents." In: *Journal of Developmental and Behavioral Pediatrics 1* (4), S. 173-179

Singer, D. & Reveson, T. (1978): *How a Child Thinks.* New York, New American Library

Solomons, G. (1979): „Child abuse and developmental disabilities." In: *Developmental Medical Child Neurology 21,* S. 101-106

Souther, M.D. (o. J.):„Developmentally disabled, abused and neglected children: A high risk/high need population". Unveröffentlichtes Manuskript.

Starr, R.H., Dietrich, K.N., Fischoff, J., Ceresnie, S. & Zweier, D. (1984): „The contribution of handicapping conditions to child abuse." In: *Topics in Early Childhood Special Education 4* (1), S. 55-69

Stevens, D. & Berliner, L. (1979): „Special techniques for child witnesses." In: Schultz, L.G. (Hg.): *The Sexual Victimology of Youth,* Springfield, IL, Charles C. Thomas Publisher

Stokes, R.E. (1964): „A research approach to sexual offenses involving children." In: *Canadian Journal of Corrections 6,* S. 87-94

Summit, R. (1983): „Recognition and treatment of child sexual abuse." In: Hollingsworth, C. (Hg.): *Providing for the Emotional Health of the Pediatric Patient.* New York, Spectrum Publishers

Summit, R. & Kryso, J. (1978): „Sexual abuse of children: A clinical spectrum." In: *American Journal of Orthopsychiatry 48* (2), S. 237-251

Szymanski, L.S. (1977): „Psychiatric diagnostic evaluation of mentally retarded individuals." In: *Journal of the American Academy of Child Psychiatry 16,* S. 67-87

Szymanski, L.S. & Jansen, P.E. (1980): „Assessment of sexuality and sexual vulnerability of retarded persons." In: Szymanski, L.S. & Tanguey, P. (Hg.): *Emotional Disorders of Mentally Retarded Persons.* Baltimore, University Park Press

Turnbull, H. (Hg.) (1977): *Consent Handbook.* Washington, DC, American Association on Mental Deficiency, Special Publication No. 3

Varley, C.K. (1984): „Schizophreniform psychoses in mentally retarded adolescent girls following sexual assault." In: *American Journal of Psychiatry 141* (4), S. 593-f.

Vigilanti, M.A. (o.J.): „Sexual abuse and developmentally disabled women and children: A current perspective." Unveröffentlichtes Manuskript

Virkkunen, M. (1974): „Incest offences and alcoholism."In: *Medicine Science and the Law 14,* S. 124

Watson, J.D. (1984): „Talking about the best kept secret: Sexual abuse and children with disabilitites." In: *The Exceptional Parent,* September, S. 15-22

Whitcomb, D. (1982): *Assisting Child Victims of Sexual Abuse (for Special Needs Victims).* Frederick, MD, Aspen Publishers Inc.

Whitman, W.P. & Quinsey, V.L. (1981): „Heterosocial skill training for institutionalized rapists and child molesters." In: *Canadian Journal of Behavioral Science 13* (2), S. 105-114

Women Against Rape (WAR) (o.J.): *Myths about the Sexual Assault of Persons Labeled Mentally Retarded/Developmentally Disabled/Chronically Mentally Ill.* Assault Prevention Training Project, Columbus, Ohio

Wooden, K. (1976): *Weeping in the Playtime of Others. America's Incarcerated Children.* New York, McGraw-Hill Book Company

Worthington, G.M. (1984): „Sexual exploitation and abuse of people with disabilities." In: *Response 7* (2), März/April, S. 7f.

Wyatt, G.E. (1985): „The sexual abuse of Afro-American and white American women in childhood." In: *Child Abuse and Neglect 9*, S. 507-519

Präventionsprogramm	Zielgruppe
Illusions Theatre (Anderson)	leichte bis mäßige Behinderung
Self-protection for the Handicapped (Fisher 1982)	mäßige Behinderung
Special Education Curriculum on Sexual Exploitation (Seattle Rape Relief)	leichte Behinderung (für Menschen ab 6 Jahre)
No-Go-Tell	leichte bis schwere Behinderung (ab Vorschulalter)
What if ... (Cowardin 1986)	leichte bis mäßige Behinderung
Circles (Champagne & Walker-Hirsch 1983)	leichte bis mäßige Behinderung
Preventing Sexual Abuse of Persons with Disabilities (O´Day 1983)	leichte bis mäßige Behinderung
Assault Prevention Education (Women Against Rape, o.J.)	leichte bis mäßige Behinderung (für Jugendliche und Erwachsene)

Anmerkung des Verlages:

Die hier aufgeführten Präventionsmodelle sind bislang nur in englischer Sprache verfügbar.
Im **Band 5 der Schriftenreihe Sexueller Mißbrauch,** *Menschen mit Behinderungen: Berichte · Erfahrungen · Ideen zur Präventionsarbeit,* hg. von Monika Hallstein und Anne Voss (Berlin: Donna Vita Verlag, 1993) werden zwei der wichtigsten Programme, die sich an Zielgruppen mit leichten bis mäßigen Behinderungen wenden, in Auszügen vorgestellt.

Konsultationen

15/05/87 Anderson Kent, Cordelia: Erzieherin, Sexual Abuse Prevention Illusion Theatre, Minneapolis, Minnesota
06/87 Workshop: Prevention
28/05/87 Antell, Steve: Adult Protective Services, Social and Rehabilitation Services, Vermont
28/05/87 Authier, Karen: Administrative Director, Center for Abused Handicapped Children at Boystown, Omaha, Nebraska
06/87 Barbaree, Howard: Kingston Sexual Offenders Clinic, Dept. of Psychiatry, Queen's University, Kingston, Ontario
06/87 Barrett, Mike: SIECAN (Sex Information and Education Council of Canada), Toronto, Ont.
02/85 Berliner, Lucy: Therapeutin, Seattle, Washington, Workshop: Young Child Victims, vorgestellt auf der Winnipeg Conference, Councelling the Sexual Abuse Survivor
25/05/87 Birrell, Joan: Barbara Shleiffer Clinic, Toronto, Ontario
06/87 Blomberg, Patti: Association for Retarded Citizens und Doktorandin der University of California at Davis
15/05/87 Brand, Judith: Ministry of Education, Special Education Division, BC
06/87 Croezen, Robert: Workshop: Interviewing; Child Abuse Coordinator, Kitchener, Ontario
22/05/87 Daro, Debra: National Commission for the Prevention of Child Abuse (NCPCA), Chicago, Illinois
05/87 Davies, Joan: John Davies Ass., Familienberaterin, Middletown, NJ
06/87 Dawson, Ross: Workshop: Institutional Abuse; Executive Director, Family and Child Services, Woodstock, Ontario
13/07/87 Dickey, Jo: The Community Living Society, Vancouver, B.C.
19/05/87 Doucette, Joanne: Disabled Women's Network (DAWN), Toronto
05/88 Duffet, Pauline: Beraterin, Peterborough Rape Crisis Centre, Ont.
16/07/87 Eakin, Lynn: J.D. Griffin Adolescent Centre, Toronto, Ontario
29/06/87 Endicott, Orville: Canadian Association for Community Living, Toronto, Ontario
04/87 Finkler, Lilith: Toronto, Ontario
06/87 Garfinkel, Lily: Koordinatorin, PACER (Parent Advocacy Coalition for Educational Rights), Minnesota
25/05/87 Gould, Gayle: Metropolitan Toronto Special Committee on Child Abuse
03/06/87 Griffiths, Dorothy: York Behavioral Management Program, York Central Hospital, Toronto, Ontario
06/87 Hallet, Shelley: Assistant Crown Attorney, Toronto, Ontario; Workshop: New Laws, New Possibilities

11/06/87	Hansen, Susan: Programmsupervisorin, Association for Retarded Citizens, Denver, Colorado
22/05/87	Hard, Suzanne (mit Forschung von William Plumb): Wissenschaftlerin, San Diego, California
01/06/87	Heusen, Ann: Rehabilitation Studies, University of Calgary, Alberta
25/05/87	Holmes, Carole: Programmsupervisorin, COMSOC – Ontario Ministry of Community and Social Services
17/07/87	Hyman, Batya: Therapeutin, Jamaica Plain, Massachusetts
01/06/87	Knopp, Faye Honey: Therapeutin/Autorin, Syracuse, N. Y.
05/87	Krents, Elisabeth: Projektleiterin, The Lexington Centre Child Abuse and Disabled Children Project, Jackson Heights, N. Y.
06/87	Lefkowitz, Myra: Workshop: Child Witnesses, Community Liaison, Metro Special Committee on Child Abuse, Toronto
20/05/87	Loney, Grace: Canadian Legal Advocacy Information and Research Association of the Disabled (CLAIR), Ottawa, Ontario
15/05/87	Lyster, Kim: Projektkoordinatorin, Rights Now Project, British Columbians for Mentally Handicapped People
22/05/87	MacPherson, Cathy: PUSH Ontario
28/05/87	Marlett, Nancy: Leiterin, Dinsdale Centre, Calgary, Alberta
20/05/87	Martin, Mariruth: Toronto Rape Crisis Centre, Beraterin
15/05/87	Musick, Judith: Wissenschaftlerin, Institute for the Study of Sexual Assault, San Francisco, California
22/05/87	Nannarone, Dianne: Women's College Hospital, Sexual Assault Unit, Toronto, Ontario
15/07/87	Park, Peter: Selbsthilfespezialist, People First, Toronto, Ontario
15/05/87	Purmont, Sheryl: Programmspezialistin, Minnesota, Program for Victims of Sexual Assault, Dept. of Corrections
22/05/87	Reier, Suzanne: Wissenschaftlerin/Lehrende, Berkeley, California
16/07/87	Richler, Diane: Canadian Association for Community Living (CACL), Toronto, Ontario
21/05/87	Rodgers, Barbara: Programmleiterin, Thistletown Regional Centre, SAFE-T Program, Ontario
06/87	Russell, Diana: Wissenschaftlerin, Professorin der Soziologie, Mills College, Oakland, California; Vortrag: Research – Effective Utilization in Treatment and Prevention
15/05/87	San Francisco Child Abuse Council
19/05/87	Seger, Linda: Office of Child Abuse Prevention, California
15/05/87	Shaman, Ellen: Seattle Rape Relief Developmental Disabilities Project
01/06/87	Simpson, Kathy: Erzieherin, Planned Parenthood of Shasta-Diablo, CA
20/05/87	Stiggall, Lynne: Erzieherin
13/07/87	Udell, Rob: Maplehurst Correctional Centre, Milton, Ontario
15/07/87	Worrell, Bill: People First, Toronto, Ontario

Nachwort

Gegen jedes Recht ist der konsequente Versuch, aus den allgemeinen Erkenntnissen über sexuellen Mißbrauch und aus einer genauen Beschreibung der Situation geistig behinderter Menschen wichtige Rückschlüsse für die Thematik „Sexueller Mißbrauch an geistig behinderten Kindern und Jugendlichen" zu ziehen. Dieses Buch bietet nun zum ersten Mal auch deutschsprachigen LeserInnen eine Fülle von Informationen und eine in weiten Teilen gut recherchierte Übersicht. Allerdings basiert es hauptsächlich auf Forschungserkenntnissen und Studien bis in die frühen achtziger Jahre, deshalb bedürfen einige Feststellungen und Behauptungen einer gewissen Korrektur und Ergänzung genauso wie manche Situationsbeschreibung nicht auf die Lebenswelten geistig behinderter Menschen in Deutschland direkt zu übertragen ist. Im folgenden möchte ich versuchen, den Buchtext für deutschsprachige LeserInnen durch grundlegende und/oder aktuelle Informationen zu ergänzen.

1. Definitionen und Häufigkeit

Der Deutsche Bildungsrat schlug 1973 u.a. als Reaktion auf die Kritik an einseitig am IQ orientierten klinischen Definitionen folgende Begriffsbestimmung vor: „Als geistig behindert gilt, wer infolge einer genetisch-organischen oder anderweitigen Schädigung in seiner psychischen Gesamtentwicklung und seiner Lernfähigkeit so sehr beeinträchtigt ist, daß er voraussichtlich lebenslang sozialer und pädagogischer Hilfen bedarf. Mit den kognitiven Beeinträchtigungen gehen solche der sprachlichen, sozialen, emotionalen und motorischen Entwicklung einher."

Noch immer kursieren gerade für die Einteilung der Schweregrade von geistiger Behinderung zahlreiche Begriffe, die wir heutzutage als mehr oder weniger diskriminierend empfinden. Die beiden großen psychiatrischen Klassifikationssysteme, das DSM-III-R (Diagnostisches und Statistisches Manual psychischer Störungen der Amerikanischen Psychiatrischen Gesellschaft) und die Internationale Klassifikation psychischer Störungen der Weltgesundheitsorganisation (ICD-10, Kap. V) haben heute eine weitgehend analoge Einteilung der geistigen Behinderung.

1.1. Schweregradeinteilung

Leichte geistige Behinderung (ungefährer IQ-Wert zwischen 50 und 70)
Leicht intelligenzgeminderte Personen (Bezeichnung in der ICD-10) zeigen zwar eine verzögerte Sprachentwicklung, erwerben jedoch ausreichende kommunikative Fertigkeiten für eine Alltagskonversation und sind zu einer unabhängigen Selbstversorgung (Essen, Waschen, Anziehen, Darm- und Blasenkontrolle, Regelhygiene) in der Lage. Da das Entwicklungstempo geistig behinderter Menschen deutlich verlangsamt ist, hat der Begriff Retardierung nicht nur im amerikanischen Bereich eine große Bedeutung. Er ist jedoch ungünstig, weil er die Vorstellung einer aufholbaren Entwicklungsverzögerung nahelegt und nicht eine andere intellektuelle Grundausstattung beschreibt. Früher wurden die globalen Fähigkeiten geistig behinderter Menschen sehr häufig im Sinne eines erreichten „Entwicklungsalters" angegeben. Bei leichter Intelligenzminderung lägen die Fertigkeiten ungefähr bei denen, die 12- bis 16jährige normal Intelligente haben. Allerdings sind vor allem im schulischen Bereich, beim Schriftspracherwerb und bei den Grundrechenarten oft sehr viel größerer Defizite als in der sozialen bzw. emotionalen Wahrnehmung und den kommunikativen Fähigkeiten zu finden, so daß dieser Vergleich hinkt. Wichtig ist es, sich diese Unterschiede zu vergegenwärtigen, da sexuell mißbrauchte leicht geistig behinderte Menschen das, was ihnen angetan wird und wurde, oft sehr differenziert emotional wahrnehmen und deshalb auch genau erinnern können, aufgrund ihrer wenig differenzierten sprachlichen Ausdrucksmöglichkeiten aber häufig mit ihren Mitteilungen weniger ernst genommen werden. Übereinstimmend gehen die meisten AutorInnen davon aus, daß zwischen 80 und 85% aller geistig behinderten Menschen zur Gruppe der leicht geistig Behinderten gehört. Dies ist deshalb wichtig, weil es klarmacht, daß mindestens 80% der von geistiger Behinderung Betroffenen durchaus durch präventive Programme angesprochen werden können und daß die von Charlene Y. Senn geforderte Zugangsmöglichkeit zu Beratungsstellen etc. eine für den Großteil der geistig behinderten Menschen

tatsächlich realisierbare Forderung darstellt. Synonyma für die leichte geistige Behinderung, die sich noch im Sprachgebrauch finden, sind leichte Oligophrenie, Schwachsinn, Debilität.

Mäßige geistige Behinderung (DSM-III-R) oder mittelgradige Intelligenzminderung (ICD-10) (ungefährer IQ-Wert zwischen 35 und 50)
Hierzu gehören etwa 10% aller geistig Behinderten. Würde man ihr „Entwicklungsalter" angeben wollen, wären ihre Fertigkeiten etwa mit denen von 6jährigen Kindern zu vergleichen, wobei gerade die sprachlichen Fertigkeiten zum Teil sehr divergieren. In der Regel haben diese mittelgradig behinderten Menschen zum Teil noch gute kommunikative Möglichkeiten und können sich z.B. im Spiel und durch einfache Sprache über einfache Abläufe und Selbsterlebtes entsprechend mitteilen. Andere wiederum erwerben kaum Sprache, haben dafür aber andere „trainierbare" bzw. bildbare Fertigkeiten. Allein- und Selbstversorgung ist ihnen nicht möglich, auch Medikamenteneinnahmen oder Regelhygiene können bei dieser Gruppe oft schon nicht mehr selbständig geregelt werden. Synonyma: mittelgradige Oligophrenie, Imbezilität.

Schwere geistige Behinderung
Hierzu gehören ca. 3 bis 4% aller geistig behinderten Menschen. Sie erlangen zum Teil noch das Verständnis einiger Worte und elementare Prinzipien der Hygiene oder eventuell ein gewisses „Vorschulwissen". Die Auswirkungen zentralnervöser Erkrankungen im Sinne von starken motorischen Defiziten etc. sind deutlich sichtbar. Sie bedürfen ständiger Betreuung und sind deshalb kaum durch sexuellen Mißbrauch durch Fremde, aber um so mehr durch Mißbrauch seitens ihrer Betreuer, von denen sie völlig abhängig sind, gefährdet. Synonym: schwere Oligophrenie.

Schwerste geistige Behinderung
Zu den schwerst geistig behinderten Menschen gehören nur 1 bis 2% der Personen, die von geistiger Behinderung betroffen sind. Wenn man früher ihr „Entwicklungsalter" mit 18 Monaten und darunter angab, brachte man damit vor allem zum Ausdruck, daß sie wie Säuglinge oder Kleinkinder ständiger Aufsicht und Pflege bedürfen (schwerste Oligophrenie, Idiotie).

1.2. Häufigkeit

Die Angaben über die Häufigkeit geistiger Behinderung in der deutschen Bevölkerung schwanken. Zankl (1992) spricht in einem Artikel in der *Zeit* mit einer sehr hochgegriffenen Zahl von ca. 3% der Gesamtbevölkerung, das hieße, es gäbe in der BRD über 2 Millionen geistig behinderte Menschen. Sicher ist, daß geistige Behinderung bei Jungen etwa 1,5 mal häufiger als bei Mädchen auftritt. In seinem Artikel „Schwachsinn beim starken Geschlecht" führt Zankl dies vor allem auf das Krankheitsbild des fragilen X-Syndroms, d.h. einer X-Chromosomenanomalie (Störung der geschlechtsgebundenen Erbanlagen) zurück. Andere regionale Studien zur Prävalenz geistiger Behinderung im Schulalter, darunter die im DFG-Sonderforschungsbereich 116 (psychiatrische Epidemiologie) der Universität Mannheim entstandene Mannheim-Studie, die wie die meisten anderen Studien die Altersgruppe zwischen 7 und 16 Jahren untersuchten, fanden Prävalenzraten um ca. 0,7 bis 0,8% bei Kindern und Jugendlichen. Geht man von verschiedenen dänischen und schwedischen Studien für die Gesamt-Prävalenz (Kinder und Erwachsene mit geistiger Behinderung) aus, kommt man auf Zahlen von ca. 0,4%. Dies hieße für die alten Bundesländer, daß dort ca. 270 000 Menschen mit geistiger Behinderung leben. Offensichtlich schwanken die Raten erheblich. Dies ist dadurch zu erklären, daß viele geistig Behinderte überhaupt nicht in Institutionen oder auch bei ÄrztInnen etc. erfaßt werden, weil sie quasi „zu Hause versteckt werden". Andererseits schwankt die Häufigkeit je nach Region sehr stark, da manche Behinderte in großen Zentren zusammengefaßt werden. Alle Zahlen können deshalb nur ganz grob eine ungefähre Einschätzung der Problematik geben.

2. Verhaltensauffälligkeiten bei geistig behinderten Kindern

Verschiedene Untersuchungen haben gezeigt, daß geistig behinderte Kinder ein erhöhtes Risiko für kinder- und jugendpsychiatrische Auffälligkeiten haben. Rutter und Sandberg (1985) fanden z.B. in der epidemiologischen Isle of Wight-Studie sechsmal so viel emotionale Störungen bei geistig behinderten Kindern wie in der Kontrollgruppe. Auch deshalb ist davor zu warnen, Listen von Verhaltenssymptomen, wie sie z.B. hier auf Seite 45ff. vorgestellt wurden, nicht nur als Hinweis, sondern als Beweis zu verwenden. Aufgrund der relativ hohen Häufigkeit von sexuellem Mißbrauch sowie der Tatsache, daß bislang schon jedes denkbare kinderpsychiatrische Symptom in Zusammenhang mit Mißbrauch beschrieben wurde, ist es schon aus statistischen Gründen nicht möglich, lineare Rückschlüsse von einzelnen Symptomen auf die Ursache Mißbrauch zu ziehen. Bei geistig behinderten Kindern und Jugendlichen wird die Problematik noch komplexer, weil die allgemeine Rate psychischer Störungen erhöht ist und sie darüber hinaus über eingeschränkte bzw. andere Bewältigungs- und Abwehrmechanismen als normal intelligente Individuen verfügen. Da Intelligenz z.B. mit zu den wichtigsten protektiven Faktoren der kindlichen Entwicklung zählt, könnte man annehmen, daß ähnliche Traumata bei geistig Behinderten zu massiveren Folgen führen. Bislang ist jedoch die Forschung zu diesem Thema nicht ausreichend. Insofern besteht gerade bei geistig Behinderten oft ein Diagnose-Dilemma, und viele HelferInnen hoffen auf das Ergebnis ärztlicher Untersuchungen. Hierbei finden sich dann sehr häufig unspezifische Befunde, zumal oft nur eine unvollkommene Eigenanamnese zu erheben sein wird.

Hellwig et al. (1990) wiesen auf ein weiteres Phänomen hin, nämlich daß die Betroffenen oft sehr schnell vergessen oder von sich aus keine Angaben machen. Bei dieser Studie berichtete keine der geistig behinderten Patientinnen vor der Untersuchung von einem sexuellen Mißbrauch. Die Akten enthielten jedoch Angaben von Vergewaltigungen bei 2 von 35 retardierten Frauen. Eine Frau war nachweislich vaginal penetriert worden, wobei es jedoch nicht gelang, den Täter dingfest zu machen. Zusammenfassend kann gesagt werden, daß auch heute noch für geistig Behinderte besondere Risiken bestehen, Opfer von sexuellem Mißbrauch zu werden. Man kann davon ausgehen, daß, je stärker die intellektuelle Einschränkung ist, um so weniger Fremdtäter als Täter in Frage kommen, da dann für die Betroffenen um so mehr Betreuung erforderlich wird. Die Abhängigkeit von Pflegepersonen erhöht das Risiko, durch diese mißbraucht zu werden, erheblich (Tharinger et al. 1990). Neuere Studien (Matson & Sevin 1988) zeigen auch, daß der Wunsch, gemocht zu werden, häufig ausgebeutet werden kann. Dies spielt gerade bei emotional deprivierten HeimbewohnerInnen sicher eine wesentliche Rolle. In Senns Studie wurde schon ausführlich auf die mangelnde Sexualaufklärung geistig Behinderter hingewiesen; diese Situation wirkt sich wahrscheinlich als erhöhtes Mißbrauchsrisiko aus. Für die Täter besteht bei der Tat kaum ein Risiko, da Behinderten allgemein wenig Glauben geschenkt wird. Kaufhold und van der Laan (1988) zeigten jedoch, daß geistig Behinderte durchaus glaubwürdige, gerichtsverwertbare Zeugenaussagen abgeben können, wenn man sie nicht mit altersentsprechenden, sondern mit entwicklungsentsprechenden Maßstäben mißt. Die im vorliegenden Buch dargestellte Problematik der experimentellen Untersuchung kognitiver Möglichkeiten, Erlebtes wiederzugeben, ist in der amerikanischen forensischen Glaubwürdigkeitsforschung besonders ausgeprägt. Die europäische, insbesondere die deutsche Aussagepsychologie hat seit vielen Jahren Kriteriologien, die weniger von kognitiven Parametern wie Merkfähigkeit u.ä. ausgehen, sondern sich mehr auf die Aussageanalyse stützen. Steller und Köhnken (1989) haben eine Liste von solchen Realkennzeichen aufgestellt. Während leicht geistig Behinderte häufig wenig detailreiche Aussagen machen können, ist für ihre Berichte eine ungeordnete, sprunghafte, eher assoziative Darstellung typisch. Dies stellt ein wichtiges Glaubwürdigkeitskriterium dar, da man leicht an sich selbst überprüfen kann, wie schwierig es ist, eine erfundene Geschichte nicht in der logischen Reihenfolge zu erzählen. Bei geistig Behinderten ist es häufig so, daß das emotional Wichtigste zunächst erwähnt wird und den Betroffenen während des Erzählens immer weitere Details einfallen. Sie sind eindeutig nicht dazu in der Lage, sich so eine komplizierte Lügenform auszudenken. Des weiteren erhöht z.B. die Schilderung von Komplikationen die Glaubwürdigkeit, da in erfundenen Geschichten selten an Störungen des logischen Ablaufs gedacht wird. Zentral sind bei geistig Behinderten sogenannte „unverstandene Details" in phänomengemäßger Schilderung; wenn z.B. ein Kind berichtet, daß der Täter Milch auf seinen Bauch gepullert habe und sogar den Geruch schildern kann, so ist dies hoch glaubwürdig, gerade weil ihm ein tieferes Verständnis der Bedeutung der Vorgänge fehlt. Häufig sind auch geistig behinderte Kinder und Jugendliche sehr gut dazu in der Lage, emotionale Vorgänge bei sich und beim Täter zu beobachten und zu beschreiben, wenn man sie nur danach fragt (für eine detaillierte Darstellung siehe Fegert, 1993).

3. Die Bedeutung von Sterilisationen

In diesem Buch wird das Thema Sterilisation geistig Behinderter nur am Rande gestreift (S. 62). Obwohl sie zumindest in den unbewußten Vorstellungen der Eltern und der Allgemeinbevölkerung noch weit verbreitet sind, besteht eine Tendenz, eugenische Überlegungen zu bagatellisieren, die natürlich gerade in Deutschland besonders verheerende Auswirkungen hatten, aber eigentlich in allen sogenannten zivilisierten Ländern mehr als die erste Hälfte des 20. Jahrhunderts den Umgang mit geistig Behinderten prägten oder wenigstens latent mitbestimmten.

Auch nach dem Krieg und der Aufdeckung der verheerenden medizinischen Verbrechen durch die Nationalsozialisten sind in Deutschland zahllose geistig behinderte Mädchen und Frauen sterilisiert worden. Dies ist schon ein erster auffälliger Punkt, da geistig behinderte Männer extrem viel seltener sterilisiert werden. Scheinbar wohlmeinend wird von den Eltern, die häufig auf diese Weise eine Wiederholung der Geburt eines geistig behinderten Kindes verhindern wollen, die Sterilisation als Schutzmaßnahme gegen sexuelle Übergriffe angesehen. Der Gemeinplatz ist sehr verbreitet, daß geistig behinderte Menschen besonders triebhaft sowie besonders leicht verführbar seien. Die Sterilisation soll also vor den sichtbaren Folgen sexueller Übergriffe schützen. Da jedoch geistig behinderte Menschen im allgemeinen sehr viel mehr Aufsicht und Betreuung als andere Kinder und Jugendliche haben, kommen sie selten in Situationen, in denen sie durch fremde Täter geschädigt werden könnten. Die zentrale Gefahr stellen bei ihnen Personen aus dem familialen Nahbereich oder Pfleger und Versorger dar. Nun ist offensichtlich, daß gerade bei diesem Personenkreis das Wissen darum, daß ein Mädchen sterilisiert ist, die Hemmschwelle vor Übergriffen noch herabsetzen kann. Wenn der Täter weiß, daß das Mädchen durch den Übergriff nicht schwanger werden kann, fühlt er sich in der Mißbrauchssituation noch sicherer. Gerade in Deutschlanad scheinen unbewußt fortwirkende propagandistische Annahmen über die Sexualität geistig Behinderter noch heute häufig zu dem Wunsch zu führen, daß geistig behinderte Frauen (bei Männern ist dies wie gesagt sehr, sehr viel seltener) sterilisiert werden sollen. Dieser Zusammenhang läßt sich am ehesten durch eine historische Darstellung klären.

Schon kurz nach der Machtübernahme wurden im ersten „Sterilisierungsjahr" der Nationalsozialisten (1934) 62463 Sterilisierungsanordnungen vollzogen und nur insgesamt 4874 Sterilisierungsgesuche abgelehnt. Für das Jahr 1935 sollen 71760 Anordnungen bei 8976 Ablehnungen zutreffen. Die Gesamtzahl der Sterilisierungsopfer aus der Nazizeit wird heute auf ca. 200000 bis 400000 Menschen geschätzt. Im September 1939 wurde die Zwangssterilisation, abgesehen von „besonders dringlichen Fällen", ausgesetzt, da zu Beginn des 2. Weltkrieges ohne Umschweife „euthanasiert" werden sollte. Die ideologischen Wurzeln für diese nationalsozialistischen Verbrechen sind auf Denkströmungen aus dem 19. Jahrhundert zurückzuführen. Zunächst ist hier der *Sozial-Darwinismus* zu nennen. Es handelt sich hierbei um eine Denkweise, welche die Begriffe der natürlichen Auslese und des Überlebens des Tauglichsten als zentrale Kategorien auf das Leben der menschlichen Gesellschaften anzuwenden versucht. Ideologischer Begründer des Sozial-Darwinismus ist nicht Charles Darwin, der seine Theorien nicht direkt auf die menschliche Gesellschaft anwandte, sondern Herbert Spencer, der auch den Begriff des Überleben des Stärkeren („Survival of the Fittest") prägte. Der Kampf ums Dasein („Struggle for Existence") und das Überleben des Tauglichsten seien auch für die menschliche Gesellschaft Grundgesetze. Aus diesem Grunde sei eine staatliche Sozialpolitik abzulehnen, da sie das normale Walten der Ausleseprozesse störe. Diese ultrakonservative Ideologie brachte in Europa und vor allem in Frankreich und Deutschland zwei Folgebewegungen hervor. Zunächst die *Sozial-Anthropologie,* die vor allem nach Zusammenhängen zwischen körperlichen, anthropologischen, morphologischen Merkmalen und sozialem Status suchte, um damit eine höhere biologische Qualifikation der oberen sozialen Schichten zu beweisen. Die grotesken Messungen des Schädelumfanges, z.B. zum Beweis der Überlegenheit der „arischen Rasse", gehören in diesen Zusammenhang. Weil manche Formen geistiger Behinderung mit körperlichen Auffälligkeiten einhergehen (gerade bei stärkeren Behinderungen), ist dies hier von Bedeutung.

Eine zweite ideologische Folgebewegung des Sozial-Darwinismus verkehrte seine Inhalte letztendlich in sein Gegenteil, nämlich die *Eugenik.* Eugenisches Denken geht davon aus, daß zumindest in höheren Zivilisationen das Gesetz vom Überleben des Tauglichen nicht mehr zur

Ausprägung gelange. Zunehmende Zivilisierung reduziere die Wirksamkeit der natürlichen Auslese und mache sie zunichte, so daß schließlich die Mindertauglichen überleben. Deshalb müsse der Staat Maßnahmen ergreifen, um die menschliche Rasse vor der „Entartung" zu schützen. „Rassenpflege" und „erbbiologische Volkswohlfahrt" sind somit die ideologischen Ziele der Eugenik. Damit verbunden sind die Bekämpfung des Geburtenrückgangs, eine massive Ablehnung der Abtreibung und die Forderung nach Sterilisation oder Tötung geistig Behinderter. Geistig behinderte Menschen wurden und werden heute schon wieder von solchen Autoren z.T. als „Ballastexistenzen" bezeichnet. Ein Hauptargument für die Vertreter der Eugenik bildet jedoch immer die angeblich immens hohe ökonomische Belastung durch die Pflege der geistig behinderten Menschen.

Schon bei seinen frühesten Vertretern, zum Beispiel bei Gobineau, war der Sozial-Darwinismus meist mit einem vehementen Antisemitismus verbunden. Eine hochwertige, weiße arische „Rasse" wird postuliert, die sich durch die Bastardisierung mehr und mehr verliere. Klassisch in all diesen Pamphleten ist der Hinweis auf die Spartaner, die bereits die neugeborenen Kinder einer Auslese unterwarfen und alle schwächlichen Individuen töteten. Insgesamt wurde diese platte Übertragung materialistisch-ökonomischen Denkens auf soziale Verhältnisse um 1900 auch von der Wirtschaft teilweise begrüßt. So schrieb z.B. F.A. Krupp 1900 die Preisaufgabe aus: „Was lernen wir aus den Prinzipien der Deszendenz-Theorie in bezug auf die innenpolitische Entwicklung der Völker?" Das heißt, schon in den ersten zwanzig Jahren des 20. Jahrhunderts waren führende Exponenten extrem konservativer Ideologien auf die wichtigsten Lehrstühle in Deutschland gelangt. In der Diskussion der zwanziger Jahre zeichnen sich zwei Hauptziele der Eugenik ab, die später von den Nationalsozialisten brutal umgesetzt wurden. Zunächst die Züchtung einer tauglichen hochwertigen „Rasse". Hier mag z.B. W. Hentschels Projekt MITTGART erwähnt werden. Die Erneuerung der „germanischen Rasse" sollte in diesem Menschengarten, einer ländlichen Siedlung, dadurch erfolgen, daß 1000 Frauen und 100 Männer zusammenleben, die nach „rassischen Gütekriterien" ausgesucht wurden. Ihre kriminelle Realisierung fanden solche völkischen Hirngespinste im Hegehof-Gedanken des Reichsbauernführers W. Darré und im „Lebensbaum" H. Himmlers.

Der zweite Schwerpunkt galt dem „Ausmerzen der Minderwertigen": Der Psychiater Ernst Rüdin schrieb in *Archive für Rassen und Gesellschaftsbiologie*: „Einflüsse, durch welche die Träger solcher Dispositionen vermehrt werden oder durch welche mehr wie früher die Elimination aus dem Rassenprozeß verhindert wird, müssen also auch zur Vermehrung geistiger Störungen beitragen... daß wir Tausenden von Geisteskranken über ihre Krisen hinweghelfen, die sie ohne unseren Beistand dem Untergang in dieser oder jener Form überliefern würden, darüber werden wir uns sehr wohl einig sein. Es bleibt uns deshalb nichts übrig, als uns aufzuraffen und der drohenden Entartung durch rassenhygienische Maßnahmen einen Damm zu setzen."

Sein Psychiaterkollege Daup hetzte in einem Kongreßreferat 1925 für „Die Unfruchtbarmachung geistig und sittlicher Kranker und Minderwertiger": „Deutschland hat durch den Frieden von Versailles einen zu kleinen Nahrungsspielraum erhalten; seine Bevölkerung vermehrt sich zur Zeit stärker, als dieser Nahrungsspielraum es gestattet. Trotz der Rationalisierung der Fortpflanzung und der Abtreibungsseuche ist der Geburtenüberschuß gegenwärtig größer als die Möglichkeit ausreichender Versorgung aller Glieder des Volkes. Die Auswanderung ist erschwert, die Handelsbilanz immer noch negativ, die Geldverpflichtungen an die Sieger positiv... Die Belastung des Deutschen Reiches durch die geistig und sittlich Minderwertigen aller Klassen ist enorm und angesichts unserer Verarmung und unserer schwerringenden Wirtschaft eine trostlose Belastung..." (zit. n. Klee 1985)

Die Aktion T4 (benannt nach der Berliner Tiergartenstraße 4, wo dieses Verbrechen geplant und beschlossen wurde), als Vernichtung der geistig Behinderten sowie die Sterilisierung der geistig Behinderten ab 1933, ist somit als dem gleichen Grundgedanken der Eugenik verpflichtete Maßnahme zu verstehen. Eine zentrale Rolle bei der Vorbereitung der ideologischen Diskussion hierauf spielte die Schrift von Binding und Hoche *Die Freigabe der Vernichtung lebensunwerten Lebens* (1920).

Das nationalsozialistische Sterilisierungsgesetz vom 14. Juli 1933, das gleichzeitig mit dem Gesetz gegen gefährliche Gewohnheitsverbrecher erlassen wurde, wurde erst Ende November 1933 verkündet, um das in Abschluß befindliche Konkordat mit der Katholischen Kirche nicht zu gefährden. Zwar hatte sich die Katholische Kirche und insbesondere der

Papst in mehreren Enzykliken dezidiert gegen die Sterilisation ausgesprochen, dennoch war eugenisches Denken auch in der Deutschen Caritas weit verbreitet. In den Anstalten der Inneren Mission wurde nach Klee (1985) schon vor der Machtergreifung massenhaft sterilisiert. In der Katholischen Kirche „sorgte" man sich eher um das Schicksal der Sterilisierten, da man befürchtete, daß diese eine besondere Gefahr bildeten, da sie ja nun mehr hemmungslos ihrem Geschlechtsleben überlassen seien, weil aus ihrem Verkehr keine Nachkommen mehr entstehen könnten.

Ich habe diese Vorgänge, die man ja auch anderenorts nachlesen kann (siehe Literaturliste), hier relativ ausführlich referiert, da nach dem Krieg in Deutschland die Hauptschuldigen für Euthanasie und Zwangssterilisierung und die Sterilisierungsexperimente in den Konzentrationslagern nicht zur Rechenschaft gezogen wurden und teilweise als Ordinarien die Sterilisierung konsequent weiter vorangetrieben und propagiert haben. So war z.B. der erste Nachkriegsrektor der Heidelberger Universität, Prof. Karl-Heinrich Bauer, ein eindeutig vorbelasteter Chirurg. Klee, Bastian, Kaul u.a.m. dokumentierten, wie er schon 1923 in Göttingen Vorlesungen über das Fach „Rassenhygiene" gehalten hat. Er war ein konsequenter Verfechter der Zwangssterilisierung von geistig und körperlich Behinderten, psychisch Kranken und Alkoholikern. Sein chirurgisches Buch *Praxis der Sterilisierungsoperationen* war 1936 der praktische Leitfaden zum Sterilisierungsgesetz, denn im chirurgischen Operationssaal sei die Stätte, „an der der Grundgedanke des Gesetzes in die schließlich allein befreiende Tat umgesetzt wird". In Schweden, das aus unserer Sicht ja häufig als sehr sozial progressiv gilt, galt noch bis 1970 ein Zwangssterilisierungsgesetz aus den zwanziger und den dreißiger Jahren. Auch dort war 1922 ein rassenbiologisches Institut gegründet worden, und es kam massenhaft aufgrund eines Gesetzes von 1941 zu Zwangssterilisationen. Bis zum Ende des 2. Weltkrieges seien so 13000 Behinderte sterilisiert worden. Später wurden alleine in den Jahren 1947 und 1948 2000 Frauen aus rassehygienischen Gründen sterilisiert. 1975 verbot dann in Schweden ein neues Gesetz die Sterilisation von Behinderten, die die Konsequenzen einer solchen Operation nicht überblicken konnten. Keines der Opfer bekam bis heute Schadenersatz. Die Zurückweisung solcher Anträge wurde von den Behörden teilweise besonders zynisch betrieben. So wurde betont, daß einige der Betroffenen (unter massivem

Druck) ihr Sterilisationsgesuch selbst unterschrieben hatten. Einerseits wurde zwar behauptet, daß sie so geistesschwach gewesen seien, daß sie zum Besten der Gesellschaft sterilisiert werden mußten, andererseits wurde ihrer Unterschrift als Willenserklärung Bedeutung beigemessen. Noch am Ende der achtziger Jahre hat das Britische Oberhaus als oberste Justizinstanz der Sterilisierung eines geistig behinderten 17jährigen Mädchens zugestimmt. Als Begründung gab Lord Bridge of Harwich an, daß das Mädchen aufgrund seiner mentalen Unreife davor geschützt werden müsse, schwanger zu werden. Die Sterilisierung sei in einem solchen Fall das beste Verhütungsmittel. Die Sterilisierung sollte vor dem 18. Geburtstag des Mädchens durchgeführt werden, da danach formell vom Gesetz ihre Zustimmung verlangt würde. Da sie aber zu einer intellektuellen Abwägung nicht in der Lage sei, sei nunmehr den Wünschen der Eltern und der örtlichen Sozialbehörden nach Sterilisierung nachzukommen. In der Bundesrepublik Deutschland war die freiwillige Sterilisation nach einem BGH-Urteil von 1964 nicht mehr strafbar. Bedingung für diese Freiwilligkeit stellt eine umfassende Aufklärung dar (dies schließt natürlich auch ein Verständnis dieser Aufklärung mit ein). Zudem muß der Patient bzw. die Patientin rechtsgültig in die Operation einwilligen, und diese darf nicht gegen die (was immer das auch sei!) guten Sitten verstoßen. Eine von geistig behinderten PatientInnen klar geäußerte Abwehr gegen die Sterilisation stellt also schon lange ein absolutes Veto dar. Eine solche Operation würde nämlich dann gegen die Würde des Menschen (Grundgesetz Artikel 1) verstoßen und strafrechtlich als vorsätzliche Körperverletzung (§ 226a StGB) angesehen werden.

Im Rahmen der Diskussion um das neue Betreuungsgesetz vom 1. Januar 1992 wurde auch die Frage der Sterilisation geistig Behinderter neu geregelt. Knapp zusammengefaßt kann man nun feststellen, daß die Sterilisation Minderjähriger auf Wunsch von Eltern, die sich auf ihr Sorgerecht berufen, nicht mehr vorgenommen werden darf. Soll das Vormundschaftsgericht eine Willenserklärung ersetzen und in die Sterilisation einwilligen, muß feststehen, daß der/die Behinderte auf Dauer einwilligungsunfähig bleiben wird. Die Erforderlichkeit einer Sterilisation soll sich am Wohl der Behinderten orientieren und darf dem Willen der Behinderten nicht widersprechen. Anderen Verhütungsmethoden wird eindeutig Vorrang vor der Sterilisation gegeben. Hier wird deutlich, daß sehr häufig das Vermeiden jeglicher sexueller Aufklärung und ein Ausbleiben eines geduldigen Einübens anderer Verhütungsmethoden geistig behinderte Frauen zu prädestinierten Opfern macht. Als Grundregel kann gelten, daß jede geistig behinderte Frau, die eine gewisse Regelhygiene erlernen kann, meistens auch mit Verhütungsmitteln umgehen können wird. Häufig entspricht der Sterilisationswunsch eher dem Sicherheitsbedürfnis von Eltern und BetreuerInnen und steigert das Risiko der Betroffenen, Opfer sexueller Gewalt zu werden. Natürlich gibt es nach wie vor Gründe, die für eine Sterilisation sprechen, z.B. wenn eine Schwangerschaft zu einem konkreten Risiko für das Leben der schwangeren geistig Behinderten führen würde. Ganz zentral ist, daß das neue Gesetz vorschreibt, daß überhaupt das Risiko einer Schwangerschaft bestehen muß. Vor allem bei schwerer und schwerst geistig Behinderten spielt häufig nur autoerotische Sexualität eine zentrale Rolle, während partnerschaftliche Kontakte bei diesem Personenkreis selten sind. Wird hier eine Sterilisation vorgenommen, ist die Vermutung nicht unberechtigt, daß dadurch die Täter in Familie oder Institution geschützt werden sollen oder unbewußt fortwirkende eugenische Überlegungen zu diesem Schritt motivieren. Gerade weil in Deutschland und anderswo nach dem Kriege eine ausführliche Auseinandersetzung mit diesen Inhalten teilweise unterblieben ist, gilt hier, wie für die derzeitigen neonazistischen Umtriebe, daß im Unbewußten ultrakonservative und faschistische Stereotypen fortwirken. (Der Schoß ist fruchtbar noch, aus dem das kroch! Brecht)

4. Integration geistig behinderter Menschen und ihre Betreuung in Anstalten

An diesem Punkt erscheint es mir wichtig, sich noch einmal vor Augen zu führen, daß der allergrößte Prozentsatz der geistig behinderten Menschen zwar Betreuung braucht, doch sehr viele alltägliche Lebensbereiche allein bewältigen kann. Trotz vielfältiger Projekte ist eine Integration geistig Behinderter in verschiedene Bereiche des gesellschaftlichen Lebens kaum gelungen. Die meisten geistig behinderten Kinder und Jugendlichen leben, so lange dies geht, bei ihren Eltern und werden häufig eher vor der Öffentlichkeit versteckt und dazu erzogen, sich so unauffällig wie möglich zu benehmen, da ihre Existenz häufig schon zumindest unbewußt als Kränkung oder Schande für die Familie erlebt wird. Im Übergang zum Erwachsenenalter erfolgt dann häufig eine Unterbringung in mehr oder weniger großen Institutionen am Rande des sozialen Lebens. Die Arbeitsbedingungen für das Personal in solchen Institutionen sind hart. Häufig sind die dort arbeitenden pädagogischen MitarbeiterInnen oder Pflegekräfte schlecht auf diese Aufgabe vorbereitet und noch schlechter bezahlt. Als Joachim Walter von der Fachhochschule Freiburg vor einigen Jahren zu einer Tagung in Ulm einlud – die meines Wissens die erste war, die sich wenigstens teilweise mit dem sexuellen Miß-brauch an behinderten Menschen befaßte –, war es für uns ReferentInnen auch erschütternd und überraschend, wie MitarbeiterInnen aus Behinderteneinrichtungen über eine Vielzahl von Fällen berichteten, in denen KollegInnen die schutzbefohlenen geistig behinderten Menschen mißbraucht hatten. Damals ist mir klar geworden, welcher Gefahr die Mädchen und Frauen ausgesetzt sind, von denen BetreuerInnen wissen, daß sie sterilisiert sind, denn am häufigsten wurden sexuelle Übergriffe dadurch aufgedeckt oder aktenkundig, daß eine betroffene Behinderte schwanger wurde. Aber selbst in solchen Fällen sei nur selten disziplinarisch gegen die Täter vorgegangen worden, sonderen seien vielmehr die behinderten Frauen „zur Strafe" auf eine andere Gruppe verlegt worden und damit erst recht „mundtot" gemacht worden.

Dieses Buch unternimmt den wichtigen Schritt, über sexuellen Mißbrauch an geistig behinderten Menschen zu informieren und interessierte Eltern und die Fachwelt aufzurütteln. Weitere Schritte müssen folgen. Wenn man bedenkt, wie schwierig es ist, einen solchen Verdacht gegen einen Kollegen/eine Kollegin zu äußern, zumal wenn man in einem kleinen Team, absolut auf die Mitarbeit aller angewiesen ist, dann wird klar, daß Freiräume, z.B. in Supervision, und klare Haltungen bei den Heimleitungen dringend erforderlich sind.

Wenn es durch dieses Buch gelingt, diese Notwendigkeit zu unterstreichen und damit zu einer Veränderung der Verhältnisse beizutragen, wäre dies ein schöner Erfolg für die kanadische Autorin Charlene Y. Senn und das G. Allan Roeher Institute auch in Deutschland.

Jörg Fegert

Literatur

Alcorn, D.A.: „Parental views on the sexual development and education of the trainable mentally retarded". In: *The Journal of Special Education 8* (1974), S.119-130

Aly, G.: Aktion T4. *Die „Euthanasie"-Zentrale in der Tiergartenstraße 4.* Berlin: Edition Hentrich, 1987

Anderson, C.: *Teaching people with mental retardation about sexual abuse prevention.* Santa Cruz, CA: Network Publications, 1982

Bastian, T.: *Von der Eugenik zur Euthanasie. Ein verdrängtes Kapitel aus der Geschichte der Deutschen Psychiatrie.* Verlagsgemeinschaft Erl, 1981

Beitchman, J.H. et al: „A Review of the long-term effects of child sexual abuse." In: *Child Abuse & Neglect,* Vol. 16 (1992), S. 101-118

„A Review of the short-term effects of child sexual abuse." In: *Child Abuse & Neglect,* Vol. 15 (1991), S. 537-556

Beiträge zur Nationalsozialistischen Gesundheits- und Sozialpolitik: Aussonderung und Tod. Die klinische Hinrichtung der Unbrauchbaren. Band 1. Berlin: Rotbuch Verlag, 1985

Betreuungsgesetz (BtG): *Gesetz zur Reform des Rechts der Vormundschaft und Pflegschaft für Volljährige.* Kommentar B. Knittel. Verlag R.S.Schulz, 1992

Brookhauser, P.E. et al.: „Identifying the sexually abused deaf child: The otolaryngologist's role." In: *Laryngoscope* 96 (1986), S. 152-158

Chamberlain, A. et al.: „Issues in fertility control for mentally retarded female adolescents: I. Sexual activity, sexual abuse, and contraception." In: *Pediatrics 73* (1984), S. 445-450

DeJong, A.R.: „Sexually transmitted diseases in children." In: *American Familiy Physician 30* (1984), S. 185-193

Deutscher Bildungsrat (Hg.): *Zur pädagogischen Förderung behinderter und von Behinderung bedrohter Kinder und Jugendlicher.* Stuttgart, 1973

Dokumentation des Gesundheitstages Berlin 1980: Medizin und Nationalsozialismus. Tabuisierte Vergangenheit – Ungebrochene Tradition? Band 1. Hg. von G. Baader, U. Schultz. Verlagsgesellschaft Gesundheit mbH, 1980

Elkins, T.E. et al.: „A clinical observation of a proggram to accomplish pelvic exams in difficult-to-manage patients with mental retardation." In: *Adolescent Pediatric Gynecology 1* (1980), S. 195-198

Elvik, S. et al.: „Sexual abuse in the developmentally disabled: Dilemmas of diagnosis." In: *Child Abuse & Neglect,* Vol. 14 (1990), S.497-502

Emans, J.E. et al.: „Genital findings in sexually abused, symptomatic and asymptomatic, girls." In: *Pediatrics* 79 (1987), S.778-785

Fegert, J.: „Ärztliche Diagnosemöglichkeiten in Klinik und Praxis." In: Enders, U. (Hg.): *Zart war ich, bitter war's: Sexueller Mißbrauch an Mädchen und Jungen. Erkennen – Beschützen – Beraten.* Köln: Volksblatt Verlag, 1990

„Diagnostik bei Verdacht auf sexuellen Mißbrauch an Mädchen und Jungen." In: Walter, J. (Hg.): *Sexueller Mißbrauch im Kindesalter.* Heidelberg, 1989
„Sexueller Mißbrauch bei Jugendlichen." In: Steinhausen, H.-Ch. (Hg.): *Das Jugendalter. Entwicklungen – Probleme – Hilfen.* Hans Huber: Bern/Stuttgart/ Toronto, 1990
„Glaubensbekenntnis und Gruppenjargon. Streitpunkte und Standpunkte zur Diskussion um Sexuellen Mißbrauch." In: Janshen, D. (Hg.): *Sexuelle Gewalt. Die allgegenwärtige Menschenrechtsverletzung.* Köln: Zweitausendeins, 1991
„Sexualentwicklung, Sexualität von geistig behinderten Menschen und Übergriffe auf ihre sexuelle Integrität. Eine aktuelle Literaturübersicht zu einem meist vernachlässigten Thema." In: *Sexueller Mißbrauch von Kindern und Jugendlichen. Diagnostik, Krisenintervention, Therapie.* Sozialpädagogik und Psychologie, Band 4, Westarp Wissenschaften, S. 167-172, 1992
Sexuell mißbrauchte Kinder und das Recht. Ein Handbuch zu Fragen der kinder- und jugendpsychiatrischen und -psychologischen Untersuchung und Begutachtung. Band 2. Köln: Volksblatt-Verlag (in Vorbereitung)

Fegert, J. und M. Mebes.: *Anatomische Puppen. Hilfsmittel für Therapie und Diagnostik.* Schriftenreihe Sexueller Mißbrauch, Band 1. Berlin: Donna Vita (3. überarb. Neuausgabe 1993)

Gordon, S.G.: „Missing in special education: Sex." In: *The Journal of Special Education 5* (1971), S.351-354

Haavik, S. & K. Menninger: *Sexuality, law, and the developmentally disabled person: Legal and clinical aspects of marriage, parenthood, and sterilization.* Baltimore: Paul H. Brookes, 1981

Hall, J.E., H.L. Morris & H.R. Barker: „Sexual knowledge and attitudes of mentally retarded adolescents." In: *American Journal of Mental Deficiency 77* (1973), S. 706-709

Hammar, S.L., L.S. Wright & D.L. Jensen: „Sex education for the retarded adolescent: A survey of parental attitudes and methods of management in fifty adolescent retardates." In: *Clinical Pediatrics 6* (1967), S.621-627

Hurley, A.D. & F.J. Hurley: „Counseling and psychotherapy with mentally retarded clients: I. The initial interview." In: *Psychiatric Aspects of Mental Retardation Reviews 5* (1986), S.22-26
„Psychotherapy and counseling: II. Establishing a therapeutic relationship." In: *Psychiatric Aspects of Mental Retardation Reviews 6* (1987), S.15-20

James, S.K.: „Sexual abuse of the handicapped." Vortrag vor der Deaf/Blind/ Multiplely Handicapped Conference, Austin, TX (1988)

Jaudes, P.K. & L.J. Diamond: „The handicapped child and child abuse." In: *Child Abuse & Neglect 9* (1985), S.341-347

Johnson, D.M. & W.R. Johnson: „Sexuality and the mentally retarded adolescent." In: *Pediatric Annals II* (1982), S.847-853

Jürgens, Kröger, Marschner, Winterstein: *Das neue Betreuungsrecht. Eine sys-*

temische Darstellung des ab dem 1. Januar 1992 geltenden Betreuungsrechts. Verlag C.H.Beck, 1991

Kaufhold, M. & R. van der Laan: „Evaluating developmentally disabled victims of sexual abuse." Vortrag vor dem National Symposium on Child Abuse, San Diego, CA (1988)

Kaupen-Haas, H. (Hg.): *Der Griff nach der Bevölkerung. Aktualität und Kontinuität nazistischer Bevölkerungspolitik.* Schriften der Hamburger Stiftung für Sozialgeschichte des 20. Jahrhunderts, Band 1. Greno: Nördlingen, 1986

Klee, E.: *„Euthanasie" im NS-Staat. Die „Vernichtung lebensunwerten Lebens".* Fischer: Frankfurt/M., 1985

Krents, E. et al.: „Child abuse and the disabled child: Perspectives for parents." In: *The Volta Review 89* (1987), S.78-95

Matson, J.L.: „Psychotherapy with persons who are mentally retarded." In: *Mental Retardation 22* (1984), S.170-175

Matson, J.L. & R.P. Barrett: *Psychopathology in the mentally retarded.* New York: Grune & Stratton, 1982

Matson, J.L. & J.A. Sevin: *Psychopathology in persons with mental retardation.* Oxford, MS: Behavior Intervention Specialists, 1988

Mayer, P.: „Sexual abuse of children with disabilities: A vulnerable population in need of protection." Vortrag vor dem National Symposium on Child Abuse, San Diego, CA (1988)

Medizinisches Informations- und Kommunikationszentrum: *Geschichte der Krankenpflege. Versuch einer kritischen Aufarbeitung.* Berlin: Zitronenpresse GmbH, 1984

Mitchell, L. et al.: „Attitudes of caretakers toward the sexual behavior of mentally retarded persons." In: *American Journal of Mental Deficiency 83* (1978), S.289-296

Monfils, M.J.: „Theme-centered group work with the mentally retarded." In: *Social Casework 66* (1985), S.177-184

Morgan, S.R.: *Abuse and neglect of handicapped children.* Boston, MA: Little, Brown, 1987

Muram, D.: „Child sexual abuse – Genital tract findings in prepubertal girls." In: *The unaides medical examination. Am. J. Obstet Gynecol 160* (1989), S.328-332

„How you can detect and treat child sex abuse." In: *Contemp Obstet Gynecol 31* (1988), S.34-48

„Rape, incest, trauma: The molested child." In: *Obstet Gynecol 30* (1987), S. 754-761

Muram, D. & S. Elias: „Child sexual abuse – genital tract findings in prepubertal girls: II. Comparison of colposcopic and unaided examinations." In: *Am. J. Obstet Gynecol 160* (1989), S.333-335

Neuhäuser, G. & H.-Ch. Steinhausen (Hg.): *Geistige Behinderung. Grundlagen, Klinische Syndrome, Behandlung und Rehabilitation.* Stuttgart: Kohlhammer, 1990

O'Day, B.: *Preventing sexual abuse of persons with disabilities: A curriculum for hearing impaired, physically disabled, blind, and mentally retarded students.* Santa Cruz, CA: Network Publications, 1983

Paradise, J.E.: „Predictive accuracy and the diagnosis of sexual abuse: A big issue about a little tissue." In: *Child Abuse & Neglect 13* (1989), S.169-176

„The medical evaluation of the sexually abused child." In: *Pediatric Clinics of North America 37,* Nr.4 (1990)

Paradise J. E. et al.: „Substantiation of sexual abuse charges when parents dispute custody or visitation." In: *Pediatrics 81* (1988), S.835-839

Paul, D.M.: „The medical examination in sexual offenses against children." In: *Medicine, Science and the Law 17* (1977), S.251-258

Piper, P.: *The aspirations and dilemmas involving sex education for the mentally retarded.* ERIC document ED172506 (1976)

Rabb, J. & N. Rindfleisch: „A study to define and assess severity of institutional abuse/neglect." In: *Child Abuse & Neglect 9* (1985), S.285-294

Rutter, M. & S. Sandberg: „Epidemiology of child psychiatric disorder: Methodological issues and some substantive findings." In: *Child Psych. Hum. Developm.,* Vol.15, Nr.4 (1985)

Shapiro, J.P.: „Interviewing children about psychological issues associated with sexual abuse." In: *Psychotherapy,* Vol. 28, Nr.1 (1991), S.55-66

Sluyter, G.V. & C.C. Cleland: „Resident abuse: A continuing dilemma." In: *American Corrective Therapy Journal 33* (4), 1979, S.9-102

Steller, M. & G. Köhnken: „Criteria-based statement analysis. Credibility assessment of children's statements in sexual abuse cases." In: D.C. Raskin (Hg.), *Psychological methods for investigation and evidence.* New York: Springer, 1989, S.217-245

Sullivan, P.M. & J.M. Scanlan: „Abuse issues with handicapped children." Vortrag auf dem National Symposium on Child Abuse, San Diego, CA (1988)

Szymanski, L.S.: „Individual psychotherapy with retarded persons." In: L.S. Szymanski & P.E. Tangguay (Hg.), *Emotional disorders of mentally retarded persons: Assessment, treatment, and consultation.* Baltimore: University Park Press, 1980, S.195-214

Szymanski, L.S. & Q.B. Rosefsky: „Group therapy with retarded persons." In: L.S. Szymanski & P.E. Tanguay (Hg.). *Emotional disorders of mentally retarded persons:* Assessment, treatment, and consultation. Baltimore: University Park Press, 1980, S.173-194

Tanguay, P.E. & L.S. Szymanski: „Training of mentally health professionals in mental retardation." In: L.S. Szymanski & P.E. Tanguay (Hg.). *Emotional disorders of mentally retarded persons: Assessment, treatment, and consultation.* Baltimore: University Park Press, 1980, S.19-28

Teixera, W.R.: „Hymenal colposcopic examination in sexual offenses." In: *American Journal of Forensic Medicine and Pathology 2* (1981), S.209-214

Tharinger, D., C.B. Horton & S. Millea: „Sexual abuse and exploitation of children and adults with mental retardation and other handicaps." In: *Child Abuse & Neglect 14* (1992), S.301-312

Undeutsch, U.: „Beurteilung der Glaubhaftigkeit von Aussagen." In: U. Undeutsch (Hg.). *Handbuch der Psychologie,* Bd. 11: Forensische Psychologie, 1967, S.26-181

Varley, C.K.: „Schizophreniform psychoses in mentally retarded girls following sexual assault." In: *American Journal of Psychiatry 141* (1984), S.593-595

Vevier, E. & D. Tharinger: „Child sexual abuse: A review and intervention framework for the school psychologist." In: *Journal of School Psychology 24* (1986), S.293-311

Walter, J.: „Übergriffe auf die sexuelle Selbstbestimmung von Menschen mit geistiger Behinderung." In: *Dokumentation von der Fachtagung „Sexueller Mißbrauch im Kindes- und Jugendalter",* Pforzheim. Hg. von J. Walter (1991), S.101-110

Wellershaus, P.: „Glaubhaftigkeit kindlicher Zeugenaussagen. Zur Begutachtung in Fällen des sexuellen Mißbrauchs." In: *Psychomed 4* (1992), S.20-24

Weltgesundheitsorganisation: *Internationale Klassifikation psychischer Störungen ICD-10.* Hg. von H. Dilling, W. Mombour, M.H. Schmidt. Bern/Göttingen/Toronto: Hans Huber, 1991

Wittchen, H.-U., H. Saß, M. Zaudig & K. Koehler: *Diagnostisches und Statistisches Manual Psychischer Störungen DSM-III-R.* Deutsche Bearbeitung. Übersetzt nach der Revision der 3. Auflage des Diagnostic and Statistical Manual of Mental Disorders der American Psychiatric Association. Weinheim/Basel: Beltz, 1989

Woody, R.: *Legal aspects of mental retardation: A search for reliability.* Springfield, IL: Charles Thomas, 1974

Zirpoli, T.J.: „Child abuse and children with handicaps." In: *Remedial and Special Education 7* (1986). S.39-48

Zuckerman, M., H. Abrams & E. Nuehring: „Protection and advocacy agencies: National survey of efforts to prevent residential abuse and neglect." In: *Mental Retardation* (1986), S.197-201

Das G. Allan Roeher Institute

Canadas National Institute for the Study of Public Policy Affecting Persons with an Intellectuell Impairment hat zwei Hauptziele:
zukünftige Entwicklungen zu erkennen und vorherzusehen, die die Präsenz, Partizipation und Selbstbestimmung von Menschen mit intellektueller Beeinträchtigung in ihren Gemeinden unterstützen und den Austausch von Ideen zu fördern, die zu neuen Denkweisen über Menschen mit intellektueller Beeinträchtigung führen.
Das Institut betreibt, sponsort und veröffentlicht breitgefächerte Forschung mit dem Schwerpunkt auf politischen Maßnahmen und öffentliche Finanzierung, Studien über innovative soziale Programme und der Entwicklung politischer Alternativen. Es bietet Ausbildungsprogramme und Workshops in ganz Kanada über Themen wie integrative Erziehung, Erwerbsarbeit und Alternativen zu entmündigender Einmischung an. Durch seine Informationsdienste, die eine Bibliothek, einen Buch- und Filmverleih sowie ein computergestütztes Informationssystem umfassen, stellt das Institut der Öffentlichkeit, den Professionellen und Gruppen in der Gemeinde aktuelle Informationen zu Verfügung. Darüber hinaus gibt es das vierteljährlich erscheinende Magazin entourage heraus.

Das G. Allan Roeher Institute wird durch die Canadian Association for Community Living gesponsert, eine ehrenamtliche Organisation, in der über 400 lokale und zwölf provinzielle und territoriale Vereinigungen zusammengeschlossen sind, die zum Wohl von Menschen mit intellektueller Beeinträchtigung tätig sind.

Für weitere Informationen wenden Sie sich bitte an:

The G. Allan Roeher Institute
4700 Keele Street
Kinsmen Building
York University
Downsview, Ont. M3J 1P3
Tel. (416) 661-9611